암, 마음을 풀어야 낫습니다

암 환자와 그 가족들이 읽어야 할 필수 교과서!

암, 마음을 풀어야 낫습니다

김종성 지음

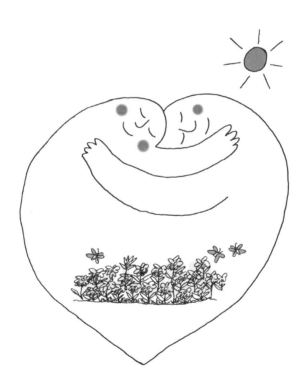

전나무숲

～～～

이 책을 읽을 때부터 암 치유는 시작됩니다.

마음의 힘은 강력합니다.

이 책을 다 읽을 즈음

몸에 엄청난 변화가 있음을 알게 됩니다.

～～～

변광호 박사

한국통합의학회 초대회장, 전 가톨릭대학교 의과대학 통합의학교실 주임교수

본인은 서양의학의 최첨단인 뇌신경과학, 면역학, 분자세포생물학, 생명공학 등 여러 분야에서 회장이나 책임자의 일을 맡아왔습니다. 그러나 증상만 제거하려는 서양의학은 한계가 있어 늘 고민하다가, 뜻이 있어 한국에 처음으로 한국통합의학회를 창립하고 의대에서 통합의학교실을 운영하게 되었습니다. 통합의학은 서양의학과 동양의학, 심신의학, 영양학, 운동의학 등 통합적으로 환자를 돌보는 방법입니다. 그중에서도 심신의학은 질병의 원인을 밝혀내고 병의 뿌리를 캐내는 중요한 분야입니다.

김종성 박사는 심신의학 전문가로, 가톨릭대 통합의학교실에 외래교수로 함께 일할 수 있었습니다. 그는 오랫동안 신학, 철학, 심리학, 상담학, 심지어 심신의학까지 폭넓게 공부하였으며, 무엇보다 자신의 불치병을 치유해나가면서 환자의 아픔을 누구보다 잘 아는 분입니다. 그런 점에서 이 책은 심신의학을 암 환자에게 적용한 놀라운 치유서라 할 수 있습니다. 특히 암은 생활습관에서 비롯된 질병이기에, 부디 암 환우 분들은 이 책을 읽어보아 새로운 눈이 열리고 고통스러운 질병에서 회복되시길 기대합니다.

정우희 박사

연세대학교 의과대학 병리과 교수

김종성 목사는 오직 암의 통합의학적 치유만을 위해 오랫동안 이 분야를 외롭게 공부하고 열정적으로 헌신해오신 분입니다. 학부에서 철학을 공부하고 대학원과 박사 과정에서 신학과 심리학, 통합의학 등 관련 분야를 차례로 공부하였으며, 암 환우에 대한 실질적인 임상 수련과 경험도 풍부하신 분입니다.

현장에서 고통 받는 많은 암 환우 분들과 가족들에 대한 경험을 바탕으로 집필한 이 책은 전문적인 지식을 일반인이 쉽게 이해할 수 있도록 쓰여져 그들의 마음을 어루만져주고 누구라도 읽는 동안 치유를 받을 수 있는 마음 치유 가이드입니다.

누구든지 이 책을 읽으면 김 목사의 암 환우들에 대한 뜨거운 마음과 열정을 느낄 수 있어, 지식과 함께 치료에 대한 용기와 희망을 얻기에 부족함이 없는 책이라 생각합니다.

이성훈 박사

연세대학교 의과대학 정신과 교수, 길르앗치유문화원장

암에 대한 바른 치료는 바른 지식을 갖는 것에서 비롯됩니다. 이 책에는 이 시대의 암에 대한 모든 지식이 총망라되어 있으며 면역학, 내분비학, 분자생물학, 신경과학 등 암과 관련된 전문 의학 지식에서부터 심리, 철학, 신학, 영성에 이르기까지 방대한 지식이 체계적으로 소개되어 있습니다. 지식이 방대하다 보면 산만하든지 가벼워지기 쉽지만, 이 책에 소개된 지식은 잘 통합된 전문 지식이라 일반인이나 전문가들도 암을 통합의학적으로 이해하는 데 아주 적합한 책이라 생각됩니다.

암의 치료는 암을 유발하게 된 자신의 성격과 삶의 형태를 잘 관찰하여 새롭게 변화시키는 작업과 훈련이 동시에 진행되어야 합니다. 그렇기 때문에 혼자의 노력만으로 이루기는 쉽지 않습니다. 어떤 프로그램이나 모임의 지속적인 도움이 필요합니다. 이 책을 통해 새로운 지식에 대한 공감과 함께 실제 프로그램에 참가해봄으로써 '암은 고통과 불행의 시작이 아니라 오히려 더 큰 행복과 건강을 누리는 계기'가 될 수 있기를 기대합니다.

사랑하는 독자들에게

저는 우리나라 최초로 의과대학에서 심신의학 프로그램을 맡은 실습 전문가입니다. 찾아오는 사람들 대부분은 스트레스성 질환자이지만, 그 가운데서도 암 환자를 돌보고 가르치는 일을 주로 하고 있습니다.

제가 이 책을 쓰게 된 동기는, 강연회나 프로그램에 참가했던 많은 사람이 그동안의 강의 내용을 글로써 세상에 알려주기를 바랐기 때문입니다.

현직 목회자이자 심신의학 프로그램 진행자로서 두 가지 소명을 동시에 수행해야 하는 바쁜 일정 외에도, 전문 작가가 아닌 제가 전문적인 글을 써야 한다는 사실이 처음에는 큰 부담이 되었습니다. 하지만 시간이 지나면서 '암 환자도 나을 수 있다'는 이 희망의 복음을 저 혼자서 가슴에 품고 있기보다는 많은 사람과 공유해야 한다는 생각에 결국 글을 쓸 용기를 갖게 되었습니다.

암은 분명 한 가지 원인으로 발생하는 것이 아니기 때문에, 치유 역시 한 가지 방법이 아니라 통합적 방법으로 접근해야 합니다.

그렇다고 정통의학을 부정하는 대체의학에만 하나뿐인 우리의 생명을 맡기기에는 너무 위험합니다. 마찬가지로 정통의학은 보이는 증상만 제거할 뿐, 근본 원인은 밝혀낼 수 없다는 점에서 역시 한계가 있습니다.

암은 대표적인 심인성 질환입니다. 따라서 상처 난 마음을 푸는 것이 최우선입니다. 까다로운 정통의학에서 가장 과학적인 심신의학만을 의료로써 보완하는 이유도 여기에 있습니다.

이 책에서는 특히 암 환자를 위한 심신의학의 원리와 치유 방법을 소개할 것입니다. 암 환자는 항암치료 또는 방사선치료 기간이 대체로 일정하지 않기 때문에 정기적으로 시간을 내기 어렵습니다. 따라서 이 책에서는 어떻게 하면 심신의학에 쉽게 접근할 수 있는지, 심신의학이 암 치유에 얼마나 큰 효과가 있는지에 대한 이론적인 근거를 알려줄 것입니다.

이 책은 어려운 의학 이론을 일반인도 이해하기 쉽게 구어체로 풀어 쓴 책입니다. 특히 글을 읽는 것 자체가 스트레스인 암 환자들에게 실제적 도움이 될 수 있도록, 적당한 분량으로 보다 이해하기 쉽고 흥미롭게 서술하는 데 중점을 두었습니다.

아마 여러분이 이 책을 다 읽을 즈음에는 여러분의 사고에 엄청난 변화가 일어날 것입니다. 이 책에 나와 있는 훈련법을 그대로 실천할 수만 있다면 여러분의 건강과 인생에도 놀라운 기적이 일어날 것입니다.

무엇보다도 이 책을 읽고 직접 실습해보기를 바랍니다. 운전면허를 따기 위해서는 학과 공부도 필요하지만 자동차에 앉아 직접 운전을 해보는 것이 공부보다 더 중요합니다. 처음에는 익숙하지 않아 힘들겠지만, 차츰 모든 것이 풀리면서 몸과 마음에 자유를 느끼게 될 것입니다.

이 책이 나오기까지 암과 싸우면서 저와 함께 울고 웃었던 많은 환자 분들이 가장 큰 용기와 도움을 주었습니다. 그리고 저를 외래교수로 불러주신 가톨릭대학교 의과대학의 변광호 교수님, 함께 사역했던 영동세브란스병원의 정우희 교수님과 이성훈 교수님께 진심으로 감사를 드립니다.

목회자의 길을 걷기 위해 지방에 내려온 지 수년, 그간 건강하게 잘 자라준 시인이와 범석이 고맙고, 수없는 눈물로 오늘의 나를 있게 해준 아내와 함께 기쁨을 나눕니다.

_ 김종성

개정판 출간에 즈음하여

암 판정 혹은 재발 판정을 환자 본인에게 직접 알려주는 것이 좋을지, 아니면 숨기는 것이 좋을지 아직도 의료적 결론을 내지 못하고 있습니다. 왜 일까요?

암 발생 원인을 보면 여러 요인 중 마음 스트레스가 가장 큽니다. 여기에다 병원에서 "당신은 암입니다"라는 진단을 통보하면 그간의 스트레스에 "어이쿠, 난 이제 죽었구나"라며 새로운 스트레스를 받게 됩니다. 이후 수술이나 항암치료를 하는 과정에서 따르는 끔찍한 고통으로 인한 스트레스에 또 다른 스트레스로 겹겹이 짓눌리게 됩니다.

이 엄청난 스트레스들이 결국 치료에 해를 끼치기에, 차라리 환자 본인이 모르는 게 낫다는 주장이 있습니다. 하지만 생명같이 중요한 문제를 본인이 몰라서 어떤 결정을 내릴 수 없게 된다면, 과연 윤리적으로 옳은 일일까요?

반대로, 환자 본인이 자기 병을 정확히 알고 문제를 직시해서 오히려 병을 이길 힘을 안으로 길러낼 수 있다면 어떨까요?

심신의학은 이미 과학적으로 증명된 학문으로, 비과학적 대체의학이 아니라, 정통의학의 모자란 부분을 보완하는 의학으로 자리매김했습니다.

가령, 암 환자에게는 3가지 대표적 치료 방법인 수술, 항암, 방사선이 있습니다. 그다음 제4의 의학을 면역요법이라 말하는데, 약물을 사용하지 않고 면역력을 최고로 올리는 심리신경면역학이 바로 '심신의학'입니다.

암 환자를 위한 심신의학 책인 이 책의 초판본이 세상에 나온 지 벌써 16년이나 되었습니다. 그간 이 책은 암 환자들에게 치료 후 마음 관리와 생활 습관 안내를 위한 교과서 같은 책으로 꾸준한 사랑을 받아왔습니다.

저는 전국 7개 대학 의대 학생들에게, 병원 입원 환자들에게, 여러 요양 병원·단체와 기관에 가서 이 책을 중심으로 강의를 했습니다.

네이버 밴드 어느 암 환자 그룹에서는 이 책을 정기적으로 함께 읽으며

스터디를 해왔습니다. 또 알려진 암 전문 의사는 자기 환자를 치료한 후 "지금까지 내가 해줄 수 있는 의료는 다 했습니다. 이제부터 집에 가서 이 책을 읽어보고 진짜 건강을 회복하십시오"라며 이 책을 소개합니다.

많은 환자 분들이 이 책을 통해 건강을 회복하고 정상적으로 사회생활을 하고 있습니다. 하지만 초판 발간 이후 시간이 흐름에 따라 새로운 이론을 첨가하고 불필요한 내용을 삭제하기 위해 개정판을 내게 되었습니다. 특히 독자들이 스스로 실천할 수 있도록 내용을 대폭 증보했습니다. 이를 위해 애쓴 출판사 전나무숲의 강효림 대표님께 감사드립니다.

이 책의 맨 뒤에는 〈ZOOM으로 참가하는 심신의학 암 회복 프로그램〉에 대한 소개글이 있습니다. 더 이상 비싼 돈과 아까운 시간을 허비하지 말고, ZOOM으로 편히 집에서 최고의 치유 프로그램을 체험하시길 바랍니다.

지금까지 이 책이 독자들의 많은 사랑을 받아왔지만, 앞으로 더 나은 내용으로 투병 중인 환우들께 보다 큰 힘이 될 것을 약속합니다.

2024년 6월

_ 김종성

암, 마음이 묶여 있으니

2 암, 마음을 풀어야지

3 암, 마음을 푸는 법

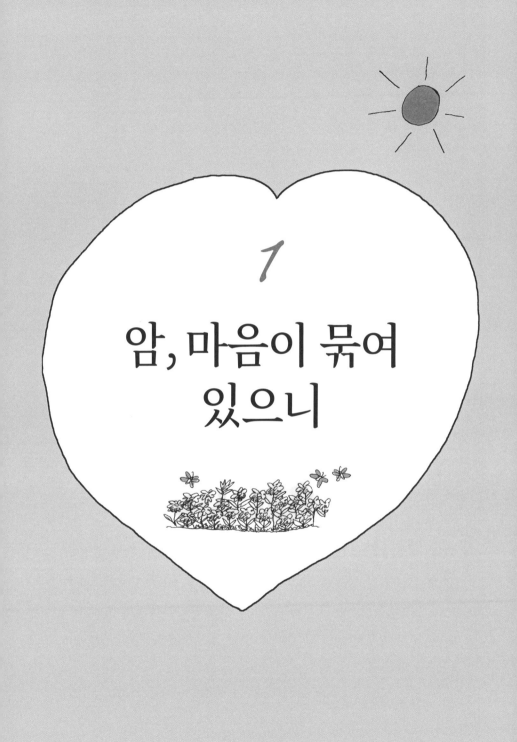

1

암, 마음이 묶여
있으니

암은 죽는 병이 아니라, 삶에 이르는 병

필자의 고향은 울릉도입니다. 지금 울릉도에는 사촌 누님과 매형이 살고 있습니다. 목수인 매형이 8년 전 이상하게 체중이 급격히 줄어들고 힘이 빠지면서 도무지 일하기가 힘들어졌습니다. 명치끝 쪽에 심한 복통이 찾아왔고, 화장실에서 배변을 한 뒤에 보니 흰색에 가까운 변이 물 위에 동동 뜨는 것이 보였답니다.

배를 타고 육지의 큰 병원으로 가 검사를 받아보았더니, 꿈에도 생각지 못한 '췌장암'이라는 진단을 받았습니다. 병원으로부터 빨리 수술받기를 권유받았지만 매형은 일단 집으로 돌아왔습니다.

와서 생각나길, 앞집에 사는 열 살 형님뻘 되는 이웃도 몇 달 전 같은 췌장암 진단을 받아 큰 병원에서 수술하고 입원해 있음이 떠올랐습니다. 동병상련이라고, 전화를 해 서로 안부를 물었습니다. 그 얼마 후 다시 소식이 들려오길, 이웃 형님이 퇴원하지도 못한 채 병원에서 세상을 떠났다는 것입니다.

그 소식을 들은 매형은 충격을 받았고, 이때 중요한 결심을 하게 됩니다.

"췌장암은 암 중에서도 예후가 가장 나쁜 암으로 5년 생존율이 5%도 안 된다는데… 그 가능성을 보고 힘든 병원 치료를 한다면, 삶의 질은 지금보다 훨씬 엉망이 될 텐데… 그래, 난 남은 기간을 통증이 오면 그냥 진통제만 먹고, 하루하루 하고 싶은 것 하고, 먹고 싶은 것 좀 가려서 먹고, 큰 고통 없이 살다가 갈 거야."

그러다가 마침 심신의학 전문가로 암 환자들에게 알려진 처남이 생각나서, 제게 도움을 청했습니다.

저는 먼저 매형에게 이 책을 읽게 했고, 틈틈이 고향 울릉도를 방문할 때마다 생각을 바꾸고 건강한 생활습관을 유지할 수 있도록 훈련시켰습니다. 마치 병든 화초를 살리기 위해 조심조심 알맞은 습도와 온도와 영양분을 때맞추어 주듯 매형의 건강을 눈여겨 살피며 꼼꼼히 관리했습니다. 매형도 과거의 나쁜 생활습관을 버리고 마음을 비우며 예전과 다른 삶을 살기 시작했습니다.

기적이 일어났습니다.

첫해에는 암의 진행 속도가 서서히 멈췄고, 다음해부터는 아주 미세하지만 놀랍게도 역전의 변화가 나타나기 시작했습니다. 삼 년째에는 마음 놓아 자칫 방심하기 쉬운 때라 더더욱 조심조심 했습니다. 사 년째 들어 거의 80% 정도 회복했을 때, 처음 진단받았던 병원에 다시 가서 검사를 받아보았습니다. 결과를 보고 담당의사가 깜짝 놀랐습니다. 췌장암 완치 판정!

암 선고 후 8년째인 지금, 매형은 완전히 건강을 회복해 울릉도에서 다시 포크레인을 운전하며 목수로 씩씩히 일하고 있습니다. 올해 72세 나이로 제2의 삶을 살고 있는 매형은 심신의학의 산증인입니다.

매형은 종종 이렇게 말합니다.

"암은 내게 새로운 눈을 열어주었어. 암은 죽음에 이르는 병이 아니라, 삶에 이르게 하는 병이야."(병원 치료를 하지 않았던 매형의 결단을 존중하지만 서구 정통의학적 관점에서 일반화할 수는 없습니다.)

최근에는 청량리역 노숙자 '밥퍼' 사역으로 수십 년간 애써온 최일도 목사님으로부터 연락이 왔습니다. 얼마 전부터 종아리 쪽에 종기가 났는데 여러 가지 약을 써봐도 별 차도가 없었답니다. 걱정스런 마음으로 큰 병원에서 정밀검사를 했고, 결국 '육종암'이라는 진단을 받게 되었습니다.

최 목사님은 힘든 사역에다 암이라는 진단까지 받자, 갑자기 십여 년 전에 읽었던 이 책이 떠올라서 제게 연락을 주었던 것입니다.

저도 뉴스를 통해 청량리 밥퍼가 건축물 문제로 동대문구청과 갈등이 있다는 소식을 듣고 있었습니다. 얼마나 힘들고 속을 썩었으면 암이 왔겠나 싶어, 최 목사님을 찾아가 밥퍼 봉사자들과 함께 심신의학 프로그램을 진행했습니다.

최 목사님은 일산암병원에서 방사선치료를 받으면서, 동시에 배운 심신의학을 집중적으로 실천했습니다. 6개월 후, 병원에서 다시 검사를 받았는데 완치되었다는 기쁜 소식을 들었습니다.

이후 계속해서 필자는 심신의학 주치의로서 최 목사님을 돌보고 있고, 최 목사님도 자신의 몸을 돌보며 즐겁게 사역을 펼치고 있습니다.

처음 심신의학 프로그램을 진행했을 때 만난, 잊을 수 없는 사람이 있습니다. 이웃에 있는 교회에서 지역전도를 위해 마련한 프로그램이었습니다. 초청된 30명의 환자 중에는 암 환자, 고혈압 환자, 뇌졸중 환자, 우울증 환자 등 다양한 질병을 앓고 있는 사람들이 있었습니다.

그런데 그중에 저절로 눈에 들어오는 한 사람이 있었습니다.

희망적이어서가 아니라 꺼져가는 촛불같이 힘이 없어 보여 눈에 띄었습니다. 머리카락이 다 빠져 모자를 깊이 쓰고 있었고, 얼굴은 마스크로 가려서 겨우 눈만 빠끔 보였습니다. 강의는 대부분 누워서 듣고 따라했습니다. 조심스럽게 앉았고, 걸을 때는 딸이 와서 부축해주었습니다. 그렇게 3일간의 강의와 실습을 끝까지 따라했습니다.

사실 그 분은 이미 병원에서도 포기한 상태였습니다. 자궁내막암을 비롯해 난소암, 직장암, 대장암, 간암 등 암이 여기저기 퍼져서 손을 댈 수가 없었습니다. 병원에서는 "치료가 불가능하며, 길어야 2~3개월밖에 못 살 것"이라 말했답니다.

첫 모임이 끝난 후 여러 번의 모임이 계속되면서 시간이 흘렀습니다. 그때마다 그 분은 빠짐없이 참석을 했으며, 스스로 몸이 좋아지고 있다는 것을 느끼고 있다고 했습니다. 프로그램에서 배운 모든 것을 날마다 집 앞 공원에서 실천하고 있다 했습니다. 하다가 궁금한 것이 있으면 모임에 다시 와서 배워갔습니다.

그렇게 3년이라는 시간이 흘렀습니다.

제가 CBS기독교방송 TV 프로그램 〈새롭게 하소서〉에 출연할 당시, 이 분이 와서 간증을 해주셨습니다.

오랜만에 보았는데 깜짝 놀랐습니다. 너무 건강해져 있어 옛날 모습을 찾아볼 수 없을 정도였습니다. 얼굴에는 윤기가 흐르고, 머리는 파마를 하고, 걸음걸이와 목소리에는 건강미가 넘쳤습니다. 너무나 기뻤습니다. 이

날 이분의 간증은 TV를 통해 전국에 퍼져나갔습니다.

"그때 저는 다른 방법이 없었어요. 그런데 지금 이렇게 건강해졌잖아요. 100% 성공했어요. 참 감사하지요. 목사님을 통해서 하나님이 고쳐주셨음을 확신하고 있어요."

지금 이분은 건강한 몸으로 신앙생활을 잘하고 계십니다.

그간 심신의학 프로그램에 참여해본 여러 분들의 간증을 들어봅시다.

- "세포가 나의 말에 귀를 기울여 듣고 있음을 경험했고, 생각과 마음을 움직여 나의 몸을 만날 수 있었다는 것은 참으로 놀라운 경험이었어요. 평생 잊을 수 없습니다."
- "나는 간암 말기로 14cm, 3cm의 종괴가 있었고, 폐 4군데에 전이되어 수술을 할 수 없다는 진단을 받았습니다. 이후 아무런 의학적인 치료를 받지 못하다가 심신의학을 통해 큰 효과를 보고 있습니다. 처음엔 내 몸에서 암 덩이가 딱딱하게 손에 잡혔는데 지금은 없어요. 통증도 사라졌어요. 내가 지금까지 알고 있는 치료법 중에 최고의 치료법이라 확신합니다. 하나님께 감사를 드립니다."
- "내가 나를 돌아보게 되었고, 내가 이토록 귀중한 존재임을 깨달았어요. 다시 태어나는 귀한 시간이 되었습니다. 건강한 사람도 예방적으로 참가하길 권합니다."
- "스트레스 내응법, 자연치유력과 면역력을 강화하는 법을 과학적이고 실제적으로 알게 되어 굉장히 기뻤어요. 말씀으로 하나님을 만나는 법을 체험할 수 있었어요. 다른 이들에게 꼭 권하고 싶어요."
- "그간 신앙과 생활의 괴리감, 무미건조한 신앙생활로 영성을 가꿔나

갈 줄 몰랐던 저에게 찾아온 암은 하나님이 내밀어주신 손이라는 걸 깨닫게 되었어요. 앞으로 몸과 마음과 영성의 건강까지 잘 챙기며 살 거예요."

● "영성을 주제로 박사논문을 준비하는 사람으로서 체계적이고 과학적인 심신의학 강의에서 놀라운 유익을 얻었습니다. 과학적 영성같이 생소한 분야가 건강에 어떻게 연관되어 있는가를 정리해주었고, 실제적 체험으로 인도해주었습니다. 앞으로 도움을 주고받으며 함께 사역하고 싶습니다."

심신의학은 환자의 마음을 위로하고 달래주는 차원이 아니라, 몸속의 암을 없애는 의료 과학입니다.

놀라운 의료 과학의 발견

1998년 10월 미국 과학진흥회에서 발간하는 과학 학술지 〈사이언스〉에 놀라운 기사가 실렸습니다. 과연 어떤 내용이기에 놀랍다는 것일까요?

사람의 유전자는 심한 스트레스를 받거나 해서 몸의 균형이 깨지면 염기서열이 비비 꼬이거나 찌그러들게 됩니다. 이처럼 유전자가 균형을 잃고 원 상태로 회복할 힘을 잃을 때 생기는 대표적인 질병이 바로 암입니다.

그런데, 꼬여 있는 이러한 유전자를 풀어주는 '토포이소머라아제'의 존재와 기능이 이 기사를 통해 입증된 것입니다. 그러니 어찌 놀라지 않을 수 있겠습니까.

암은 몸속의 세포가 고장이 날 때 생기는 병입니다. 사람의 몸에 존재하는 약 60조 개나 되는 세포는 한결같이 생로병사의 과정을 거칩니다. 그 세포를 찍어내는 공장이 바로 유전자입니다.

세포 속에 핵이 있고, 핵 속에는 염색체가 있습니다. 이 염색체를 풀어보면 그 안에 나선형 구조의 유전자가 있습니다. 그런데 이 유전자를 다시 풀어보면 정상적이어야 할 유전자의 염기서열이 암 환자의 경우에는 꼬여 있거나 찌그러져 있음을 알 수 있습니다. 공장의 틀이 고장 났으니, 비정상적인 암세포가 만들어지는 것도 지극히 당연한 일입니다.

이스라엘 와이츠만 과학연구소의 민스키(A. Minsky) 박사에 따르면, 심한 스트레스를 받을 경우 사람의 유전자는 자신을 보호하는 결정체를 만들고, 이 과정에서 각종 호르몬, 효소, 신경전달물질 등이 부실해집니다. 이 때문에 몸의 균형이 깨져 항상성(恒常性, homeostasis)을 잃게 되는데, 이 균형 상실이 기능 저하로 이어진 것이 바로 질병입니다. 암도 마찬가지로 항상성 유전자가 균형을 회복할 힘을 잃었을 때 발생하는 질병입니다.

따라서 질병에서 회복하려면 무엇보다 유전자가 원상 복구되어야 합니다. 이때 유전자의 간단한 꼬임을 풀어주는 것이 바로 토포이소머라아제입니다. 이보다 심한 꼬임은 DNA 유전자 수리 효소, 증폭 효소, 봉합 효소의 3단계로 수리합니다. 수리가 불가능할 경우에는 'P53'이 세포에게 자살 명령(apoptosis)을 내려 죽게 합니다. 최근 'P73'이 발견되었는데, 이것은 마치 터미네이터처럼 직접 가 폭파시켜버리는 것입니다.

이는 병든 사람의 몸 안에 스스로 회복할 수 있는 능력이 있음을 과학적으로 입증한 놀라운 사건입니다. 인체는 질병에 노출되어도 회복하려는 자생력, 곧 항상성을 가지고 있습니다. 생명의 총사령관인 유전자까지 수리하는 이 신비한 힘이 우리 몸에 내장되어 있다는 것입니다.

내 몸 안에 병든 세포를 수리하는 공장이 있다면, 어떻게 이 공장을 움직여 건강하고 정상적인 세포로 되돌릴 수 있을까요?

암을 발생시키는 원인은 발암물질, 환경오염, 방사능, 유전적 요인 등 다양합니다. 그중 가장 큰 원인으로 나타난 것이 스트레스, 즉 심리적 요인과 잘못된 생활습관입니다.

암 환자에게 물어보면 대부분 이 점을 인정합니다. 이들은 암이 발생하기 전에 대개는 충격적인 스트레스 사건을 경험합니다. 이는 결국 마음의 상처가 암을 만든다는 사실을 말해줍니다. 암은 스트레스에서 비롯되는 대표적인 심인성 질환입니다.

유전자를 정상적으로 되돌리는 방법은 간단합니다. 지금까지의 질병 시스템 구조를 치유 시스템 구조로 바꾸면 됩니다. 암은 마음의 상처 때문에 생기는 질병입니다. 따라서 푸는 것도 마음으로 풀어야 합니다. 다시 말해 암은 마음을 풀어야 낫는 병입니다. 마음을 풀면 꼬인 유전자가 풀립니다. 유전자가 풀리면 세포도 서서히 건강하게 되살아납니다.

암의 원인인 마음의 꼬임을 풀지 않고서는 수술을 하거나 독한 약물을 쓴다고 해도 소용이 없습니다. 암세포가 이곳저곳으로 전이되어 재발할 뿐이지요. 원인을 해결해야 결과가 좋아지는 것은 당연한 이치입니다.

몸만 치료하는 서구 정통의학도 이제 자신들의 한계를 인정하고 있습니다. 암의 뿌리인 환사의 마음까지 함께 치유해야 깅력한 치유 효괴기 일어나고, 암 재발이 잘 일어나지 않는다는 사실을 많은 연구 결과가 입증하고 있습니다.

마음이 치유될 때는 뇌에서 엔도르핀, 도파민, 세로토닌, 옥시토신, 콜레

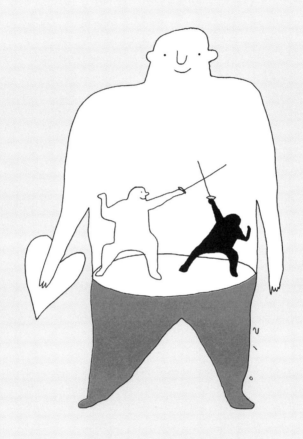

마음의 상처가 암을 만듭니다.
결국 암은 마음을 풀어야 낫는 병입니다.
마음을 풀면 꼬인 유전자가 풀리고 서서히 세포가 되살아납니다.

시스토키닌(CCK) 같은 신경전달물질들이 방출됩니다. 이 물질들이 몸의 면역력을 높여 결국 암을 이기게 하는 것입니다.

이런 마음의 치료를 위해 최근에 등장한 학문이 심리신경면역학(PNI; psychoneuroimmunology)입니다. 그리고 이 학문을 임상에 적용하는 분야가 바로 필자가 연구해온 심신의학(psychosomatic medicine; mind-body medicine)입니다.

필자가 만난 환자 한 분을 소개하겠습니다. 벚꽃이 만발한 어느 봄날, 전화 연락이 왔습니다. 스스로를 의사이자 암 환자라고 소개한 그는 신문에 난 필자의 글을 읽고 심신의학 실습 프로그램에 참여하고 싶다고 했습니다. 자신도 의사로서 스스로 임상을 해본 결과, 암은 몸만 치료해서 될 것이 아니라 마음까지 치료해야 온전히 나을 수 있다는 사실을 확신하고 있었습니다. 당시 필자의 프로그램 일정상 한 달을 더 기다려야 했지만, 환자의 증상이 폐암에서 뇌종양으로 전이된 상태라 시간이 아주 촉박했습니다.

직접 만나보니 어린 자식이 줄줄이 셋이나 딸린 30대 가장이었습니다. 눈부시도록 만발한 벚꽃의 아름다움은 오히려 환자에겐 또 다른 아픔이었습니다. 간곡한 부탁에 결국 1박 2일이라는 단기간 동안 심신의학의 원리와 중요한 실천 사항 몇 가지를 가르쳐주었습니다.

환사 사신이 의사어서 그런지는 몰라도 심신의학에 확신을 가졌고, 배운 것을 그대로 실천에 옮겼습니다.

석 달이 지난 어느 날, 밝은 목소리로 연락이 왔습니다. 금방 병원에서 검사를 해보니 뇌 쪽 종양이 줄어들고, 폐에는 몇 개의 종양만 남고 나머지는 모두 없어졌다는 것입니다. 이날 우리는 얼마나 감사하고 기뻤는지 모릅니다. 필자는 "부디 자신을 돌보면서 과로하지 말고 즐겁게 지내세요"라고 부탁을 했습니다. 지금 그는 건강이 많이 회복되어 새로운 일터인 종합병원 과장으로서 환자들을 돌보고 있습니다.

암은 만성질환이기 때문에 평생 자신을 돌보고 관리하지 않으면 안 됩니다. 흔히 암은 불청객처럼 찾아오지만, 잘 돌보다 보면 자신도 모르는 사이에 떠나가버리는 병이라는 말이 있지 않습니까? 지금도 이분은 회복 중에 있습니다.

이같이 놀라운 결과가 정확히 어떠한 원리나 작용 때문에 생기는지는 다 알 수 없다 하더라도, 마음의 힘이 얼마나 강력하게 몸에 작동하는지는 분명히 확인할 수 있습니다.

거듭 강조하지만, '암은 마음을 풀어야 낫는 병'입니다.

속이 다 타버리고 남은 병

쓰레기를 비닐봉지에 담아 꽉 묶어 햇볕이 쨍쨍 내리쪼이는 곳에 두면 어찌될까요? 내용물이 점점 부패해 비닐봉지가 탱탱하게 부풀어오르다가 마침내 툭 터집니다. 사람의 몸도 이와 똑같습니다. 우울증, 신경증, 공포, 불안, 불면증, 각종 중독, 주의력 결핍장애 등 마음의 질병으로 터질 수도 있습니다. 아니면 각종 암, 심장병, 뇌혈관질환, 고혈압, 당뇨병, 치매 등 신체적 질병으로 터질 수도 있습니다.

마음속의 불덩이를 처리하는 방법에 따라 질병의 양상은 크게 달라집니다.

이 불덩이를 가슴속에 가만히 놔두면 속이 다 타버리고 맙니다. 속이 타버리고 남은 병이 바로 '암'입니다.

한편 이 불덩이를 속에 두기 힘들어 밖으로 막 터뜨리게 되면 주변 사람들에게 불을 지르게 되고, 자기도 그 불속에서 함께 타버리게 됩니다. 이 병이 바로 뇌질환과 순환기 계통의 질병인 심장병입니다.

그러면 우리 내부에서 활활 타오르는 분노의 불, 일상생활의 스트레스로 생긴 마음의 화는 어떻게 처리해야 할까요? 속에 넣어두고 살자니 암에 걸릴 확률이 높고, 밖으로 터뜨리자니 온 집안과 사회에 불을 지를 수도 있으니 과연 어떻게 하는 것이 잘하는 일일까요?

성격과 질병의 함수관계를 연구한 미국 샌프란시스코의 의사이자 심신의학자인 마이어 프리드먼(Meyer Friedman)과 로이 로젠먼(Roy H. Rosenman) 박사에 따르면, 심장병과 관련 있는 사람은 급하고 화를 잘 내며 경쟁적이고 적개심이 강하다고 합니다. 그들은 이런 성격을 'A형 성격(Type A)'으로 명명했습니다. A형 성격의 소유자는 다른 성격에 비해 순환기 질환에 걸릴 확률이 5배 정도 높다고 했습니다.

화가 날 때 옆 사람에게 막 화를 내거나 터뜨리면 과연 속이 시원하던가요? 처음에는 화를 조금만 내야지 했던 것이, 어떻게 된 일인지 점점 더 화가 나면서 나중에는 도저히 걷잡을 수 없을 정도로 치밀어오르는 경험을 여러분도 해보았을 것입니다.

이런 경험을 토대로 실험을 해보니 처음에는 아드레날린이 조금씩 나오다가, 그 아드레날린 때문에 요요현상이 생겨 점점 더 화가 치밀어오르는 겁니다. 화가 난 사람을 쉽게 막을 수 없는 것이 바로 이 때문입니다. 그러다가 결국 그도 퍽하고 쓰러집니다.

A형 성격과 달리, 분노의 불덩이를 밖으로 터뜨리지 않고 속에 묻어두고 끙끙거리며 사는 사람도 있습니다. 이들은 암에 걸릴 확률이 4배 정도 높은 사람들입니다. 속이 다 타버린 사람들입니다.

캘리포니아대학교의 심리학자 리디아 테모쇼크(Lydia R. Temoshock)와 제자 앤드류 나이어(Andrew W. Kneier) 박사는 이런 성격을 'C형 성격(Type C)', 곧 '암 성격'이라 명명했습니다.

이 성격의 특징은 순종적이고 온화하며, 가슴에 맺힌 것을 풀지 못해 안팎으로 갈등을 겪는다는 것입니다. 대체로 암 환자는 온화한 사람처럼 보여 속에 불이 없는 것 같은데, 사실은 이미 속이 다 타 하얀 재가 되어버린 것입니다. 어떤 암 환자는 아직도 속에 불이 남아 있는데, 그 불을 어떻게 밖으로 끄집어내서 없애야 하는지 모르고 있을 뿐입니다.

이런 성격에 충격적인 스트레스 사건까지 겹치면 삶의 의미마저 잃게 되어 절망감, 체념 같은 속수무책의 상태에 빠집니다. 이러한 환경이 암을 일으키는 최적의 장소로 작용합니다.

호스피스 운동의 선구자이자 정신의학자인 엘리자베스 퀴블러 로스(Elisabeth Kübler-Ross) 박사의 연구에서 이러한 사실이 잘 드러납니다. 일단 암이라는 진단을 받으면 부정, 분노, 타협, 우울, 순응 같은 복잡한 감정들이 뒤얽혀 몸에 더 나쁜 환경을 제공합니다. 이는 가장 더러운 쓰레기더미를 마음속에 마구 쌓아두는 것과 같습니다.

살다 보면 사람은 누구나 크든 작든 스트레스를 경험합니다. 여기서 생긴 감정의 쓰레기들을 어떻게든 처리해야 하는데, 밖으로 터뜨리자니 심장병이나 뇌질환이 생기고, 안에 쌓아두자니 암이 생깁니다.

그러면 도대체 어떻게 처리하라는 말인지 의문이 생길 것입니다.

이는 결코 쉬운 일이 아닙니다. 자신의 성격을 바꾸는 일이 어찌 쉬운 일이겠습니까? 평생 자신과 함께해온 성격을 어찌 하루아침에 바꿀 수 있겠습니까?

그럼에도 우리는 할 수 있습니다. 이를 위해서는 약간의 이해와 기술이 필요합니다.

자동차 운전을 배울 때를 생각해보십시오. 먼저 강의실에서 운전과 관련된 이론을 배웁니다. 다음에는 자동차에 앉아서 실제로 운전을 해봅니다. 처음에는 어느 정도 긴장도 되고 운전 솜씨도 서투릅니다. 그러나 두 번 세번 하면 할수록 몸에 익다가, 운전 3개월쯤 되면 완전히 차와 자신이 하나가 되는 경험을 하게 됩니다.

건강한 생각과 습관을 익히는 것도 이처럼 처음에는 어설픕니다. 그러나 심신의학의 이론을 배우고 실제로 훈련을 하다 보면 마침내 새로운 삶을 경험할 수 있습니다. 자동차 운전을 익히면 삶의 반경이 넓어지듯, 심신의학을 훈련하면 그만큼 건강을 회복하게 되는 것입니다.

임상 실험 결과, 8~12주 정도 훈련받는 것이 가장 효과적이라는 사실이 입증되었습니다.

사람의 세포는 약 석 달이 지나면 95%가 바뀝니다. 그래서 백일기도를 하는 것 같습니다. 몸의 세포들은 이러한 사실을 잘 알고 있기 때문에, 이 기간 새로 태어난 세포들에게 새로운 습관을 장착시키는 겁니다.

미국, 유럽, 일본 등의 심신의학 센터에서는 대부분 이 원리에 따라 '8~12주 프로그램'을 진행합니다. 필자는 오랜 경험으로, 암 환자들은 여러 치료 문제로 8~12주간(2~3개월) 함께하기가 어렵다는 것을 압니다. 그래서 먼저 2박 3일간 집중적으로 체험하고 그 배운 것을 집에서 8~12주간 훈련하는 것입니다.

이때 질병 시스템에서 회복 시스템으로 바꾸기 위해서 스스로를 100% 완전히 변화시켜야 한다는 말은 결코 아닙니다.

사실 질병 시스템이 51%이고 회복 시스템이 49%일 때 회복 시스템 2%가 모자라서 결국 병이 오는 것입니다. 훈련 기간에 이 모자라는 2%를 채울 수 있다면 결국 회복 시스템이 51%가 되어서 몸이 점점 정상으로 돌아가는 원리입니다. 문제는 2%입니다. 이 2%는 여러분이 마음먹기에 달려 있습니다. 2%의 생각이 당신의 암을 고칠 수 있습니다.

이 책은 여러분이 건강을 찾아 떠나는 8~12주간의 여행에 좋은 길잡이 노릇을 할 것입니다. 길잡이는 실수하지 않습니다. 시간을 줄여줍니다. 여행을 즐겁게 해줍니다. 기대감을 가지고 끝까지 따라가시기 바랍니다.

필자는 여러분이 새 삶을 얻을 수 있도록 이론과 실습을 가르치는 강사가 될 것입니다. 두려워하지 마십시오. 믿음을 가지고 인내하십시오.

이 책이 여러분의 건강 회복뿐만 아니라 삶의 재도약에도 새로운 전기를 마련해줄 것입니다.

암의 시작은 스트레스

어느 엉뚱한 과학자들이 다음과 같은 실험을 했습니다.

영양과 환경이 적당한 시험관에 건강한 세포와 무서운 기세로 자라는 암세포를 함께 넣은 뒤, 암세포가 얼마 만에 건강한 세포를 다 잡아먹어 치우는지 알아보았습니다. 그런데 예상과는 반대로 암세포가 서서히 건강한 세포에게 다 잡아먹히고, 결국 건강한 세포만이 시험관 속에 왕성하게 살아있었습니다. 무한히 증식해가는 암세포의 힘이 아주 강력하다고 믿었던 의학계는 이 실험 결과에 깜짝 놀랐습니다.

연구 결과 정상 세포의 17번 염색체에는 암세포를 잡아먹는 종양 억제인자 'P53' 단백질과 'P73' 단백질이 활동할 수 있도록 프로그램되어 있다는 사실이 밝혀졌습니다.

그렇다면, 시험관 속에서는 이처럼 정상 세포가 암세포를 이기는데 사람의 몸속에서는 왜 암세포에게 지는 것일까요? 이는 시험관 속의 환경은 정상 세포에게 최적의 환경이었지만, 사람의 몸속 환경은 정상 세포가 지내기에는 너무 열악하기 때문입니다.

그 열악한 환경이란 게 무엇인지 알고 싶지 않습니까?

사람이 스트레스를 받으면 자율신경계의 하나인 교감신경에서 즉각적으로 여러 반응을 만들어냅니다. 예를 들어, 줄이 풀어진 큰 개 한 마리가 한적한 길에서 당신 앞에 떡 버티고 서 있다고 합시다. 개를 보는 순간, 당신의 심장은 갑자기 달음박질치듯 마구 뛰기 시작하면서 그 소리가 자신의 귀에까지 들릴 정도로 쿵쾅거릴 것입니다. 이런 경우 당신은 두 눈이 휘둥그레지면서 순간적으로 동공이 열리고, 피부에서는 진땀이 나고, 머리카락은 쭈뼛쭈뼛 곤두서며, 심지어 온몸이 경직되는 경험까지 할지도 모릅니다.

이는 뇌의 자율신경계가 아드레날린과 코티솔 같은 신경전달물질을 1초도 되지 않는 빠른 시간에 순간적으로 온몸에다 쫙 뿌려주기 때문에 나타나는 현상입니다. 다시 말해, 우리가 신체적으로 느끼지는 못할지라도 몸속에서는 복잡한 경로를 통해 뇌에서 느끼는 자극이 시상하부에서 뇌하수체로 전달됩니다. 이어 부신과 부신피질로 연결되면서 스트레스 호르몬인 아드레날린과 코티솔 등이 방출되기 때문입니다.

하지만 이런 종류의 호르몬이 몸에 무조건 나쁜 것만은 아닙니다.

사실 임종하는 사람에게 마지막으로 주는 것이 아드레날린 수치를 올려주는 주사이고, 한 번 더 주는 것이 코티솔 주사입니다. 이 주사로 숨을 몰아쉬던 임종 직전의 사람이 잠시 힘을 얻어 마지막으로 가족에게 유언을 남기고 죽는 것을 볼 수 있습니다.

또 아드레날린이 부족하면 삶이 무의미해지고 손가락 하나 까딱하기도 싫어지는 우울증에 빠집니다. 젊은 사람들은 아드레날린 수치가 떨어지고 삶이 무의미하게 느껴지면 일부러 모험적인 번지점프에 몸을 던지거나 롤러코스터에 몸을 맡기게 됩니다. 아드레날린의 필요성이 왕성해지면 몸이 스스로 알아서 이런 모험을 감행하도록 만드는 것입니다.

그렇다면 사람의 몸에서는 아드레날린, 코티솔 같은 스트레스 호르몬이 어떤 목적 때문에 뿌려지는 걸까요?

우리 몸은 과거를 기억하고 있습니다. 먼 옛날 우리 조상은 산이나 들로 사냥을 다녔습니다. 그러다가 갑자기 등 뒤에 나타난 사나운 짐승을 맞닥뜨렸다고 합시다. 순간 너무 놀라 조상들의 동공이 확 열렸을 텐데, 이는 등 뒤에 있는 것이 진짜 사나운 짐승인지 아니면 그냥 바윗덩어리인지 정확히 확인하기 위해 몸이 반응을 보인 겁니다. 동시에 조상들의 심장은 뛰었을 것인데, 진짜 짐승일 경우 순간적으로 도망을 쳐야 하기 때문에 미리 워밍업으로 심장이 뛰는 것입니다. 만약에 잠자다가 워밍업 없이 갑자기 막 뛰면 심장은 곧 다 망가질 것입니다.

또 머리가 쭈뼛 섰을 것이 분명합니다. 이는 닭이나 일반 짐승이 공포를 느낄 때 깃털을 확 세우는 것처럼, 사람도 위험에 처하면 '나 건드리지 마, 무서운 놈이야' 하고 본능적으로 방어 자세를 취하는 것입니다.

온몸에 진땀도 났을 것인데, 만약에 사나운 짐승에게 잡혔다면 땀으로 미끄러져 쉽게 빠져나가라고 몸에서 나타나는 피부 반응입니다.

심장 수축률과 강도의 증가, 피부 혈관 수축, 위장관 활동 저하, 호흡수 증가, 땀샘 자극, 동공 확장 등 위급한 상황에서 일어나는 모든 신체 현상은 우리가 조상으로부터 물려받은 '몸의 기억들'입니다.

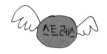

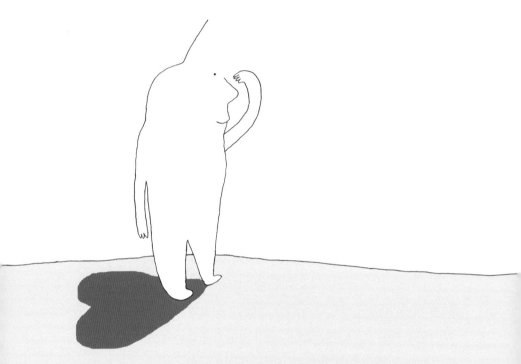

우리 주변에는 스트레스 요인이 너무 많습니다.
그런데 중요한 사실은 스트레스 요인이 문제가 아니라
이를 받아들이는 내 마음이 문제라는 점입니다.
마음먹기에 따라 병을 물리칠 수도 불러올 수도 있습니다.

이러한 '몸의 기억들'로 인해, 오늘날 현대인에게는 새로운 문제가 생겼습니다. 몸이 받는 스트레스의 원인이 사나운 짐승이 아니라, 직장 상사 또는 집안 식구를 못 살게 하는 아버지일 수도 있습니다. 그들을 만나기가 부담되고 만나면 온몸이 긴장합니다. 숨이 막히고 혈압이 올라갑니다.

미국의 생리학자 월터 브래드포드 캐넌(Walter Bradford Cannon)은 "스트레스 대상은 달라졌지만, 몸으로 나타나는 생리현상은 그대로이다"라고 말했습니다.

최초의 스트레스 연구자인 한스 셀리에(Hans Selye) 박사는 더 놀라운 사실을 알아냈습니다.

스트레스에 반응하는 순간 온몸에서 뿌려지는 스트레스 호르몬 수치가 단숨에 올라갔다가 경고 단계, 저항 단계, 소진 단계 등 3단계를 거쳐서 다시 정상으로 돌아온다는 이론입니다. 정상으로 되돌아오기까지 걸리는 시간은 5~7분 정도입니다.

신체가 이렇게 정상으로 돌아오려는 성질 또는 그러한 상태를 '항상성(homeostasis)'이라고 합니다. 이 항상성을 유지하지 못해 평균 이하로 뚝 떨어진 상태를 질병이라 하고, 질병에서 더 나쁘게 진행되면 죽음에 이르게 됩니다.

만약에 나쁜 스트레스 사건이 여러 번 반복해서 터지면 어떻게 될까요?

아드레날린이나 코티솔 같은 스트레스 호르몬이 나온 후 '소진'되기도 전에 방출되고 또 방출되어 '저항, 저항, 저항…'으로 이어집니다. '소진'될 시간적 여유가 없다 보니 스트레스 호르몬이 쭉 항진되는 것입니다.

결국 우리 몸은 더 이상 균형을 유지하지 못해, 소진 단계를 거치지 않고 곧바로 소멸 단계로 떨어집니다. 이 반복의 결과로 항상성을 잃게 되어, 질병에서 회복을 못 해 죽음으로 나아가게 되는 것입니다.

우리 주변에는 스트레스 요인이 너무나 많습니다. 남편의 경우를 생각해 봅시다. 직장에서 상사에게 꾸지람과 욕을 먹습니다. 속이 부글부글 끓어올라 퇴근길에 과속을 하다가 경찰에게 딱지를 떼입니다. 집에 들어오니 아내는 아이들 일로 화가 나 쳐다보지도 않고 투덜거립니다. 이 모든 것이 스트레스 요인들입니다.

속에서 욱하고 치밀어오르는 순간 아드레날린이 나오고 또 나옵니다. 이런 스트레스가 반복되다 보면 몸의 균형이 깨져서 급성에서 '만성질환'으로 바뀝니다. 또 현대인의 질병 가운데 약 80% 이상이 마음 스트레스 때문에 생기기에, 이를 '스트레스성 질환'이라 명명합니다.

스트레스와 질병의 상관관계에 대한 연구로는 워싱턴대학교의 정신의학자 토마스 홈즈(Thomas Holmes)와 리처드 라헤(Richard Rahe) 박사가 실행한 연구가 유명합니다. 이들은 스트레스 사건이 많을수록 건강이 나쁘고, 적을수록 건강하다는 사실을 입증했습니다.

예시로 배우자의 죽음, 가족의 질병, 실직, 이사, 법규 위반 등등 스트레스 사건마다 평균 점수를 정해두고 18개월 동안 일어난 스트레스 사건의 값을 합산해 개인의 미래 건강을 예측할 수 있었습니다. 연구 결과 스트레스 사건이 많을수록 질병도 많았습니다. 사건 가운데 특히 스트레스가 가장 높은 경우는 배우자의 죽음과 이혼이었습니다.

그런데 이후의 연구에서는 같은 사건이라도 개인마다 느끼는 정도가 다르게 나타났습니다. 가령 잉꼬부부로 살다가 어느 한쪽이 먼저 죽으면, 남은 배우자는 삶의 의미를 상실한 채 시름시름 앓다가 1년 내에 따라 죽는 경우가 많았습니다. 반대로, 평생 원수같이 살던 부부는 어느 한쪽이 죽으면 남은 배우자가 장례식 날 속으로 웃는다고 합니다. 이는 사건 자체보다 개인이 그 사건을 어떻게 느끼느냐 하는 점이 건강에 더 큰 영향을 미친다는 것을 의미합니다. 객관적 사건보다 주관적 느낌이 건강에 직접적 영향을 끼친다는 말입니다.

둘러보면 우리 주위에는 정말 억울하고 안타깝게 가족을 잃은 사람, 평생 모은 재산을 한순간의 실수로 날려버린 사람, 이혼하는 사람, 해고당한 사람, 병으로 누워 있는 사람, 교도소에 있는 사람 등 스트레스 요인들에 시달리는 사람들로 가득 차 있습니다.

하지만 이런 스트레스 사건에도 어떤 사람은 끄떡없는데 어떤 사람은 심한 병까지 얻습니다. 여기서 꼭 기억해야 할 점은 스트레스 사건이 문제가 아니라, 그 사건을 해석하는 자신의 마음이 문제라는 사실입니다. 마음먹기에 따라 질병을 물리칠 수도 있고 불러올 수도 있습니다.

지난 40여 년간 세계의 의료 과학은 비약적으로 발전했습니다. 한국의 의료 과학도 눈부신 발전이 있었습니다. 1970년대 말 당시만 해도 14곳에 불과했던 의과대학이 지금은 40곳으로 늘었습니다. 의사 수도 2만 명에서 현재는 11만 7천 명으로 늘었습니다. 그야말로 한국의 의과대학 수준은 세계적입니다. 진단 기기, 의료 장비, 제약 기술 등 거의 모든 분야에서 선진국 수준을 자랑합니다.

위생과 관련된 국민의 생활수준도 모자람이 없습니다. 하지만 이런 환경이라면 당연히 환자 수가 줄어들어야 할 텐데 어째서 병원마다 만원이고, 암 환자 증가율과 사망률은 1위를 달리고 있는 것일까요?

먼저 우리가 먹는 먹을거리의 오염을 생각할 수 있습니다. 우리가 먹는 농작물은 온통 농약과 성장 촉진제에 노출된 것들뿐입니다. 간편하다는 이유로 많이 먹는 간편식(패스트푸드)도 암을 일으키는 데 한몫을 합니다. 지나치게 자극적인 음식, 불규칙한 식습관, 과식도 암을 불러들입니다.

술과 담배도 모든 암에 70% 이상 영향을 미친다는 연구 결과가 계속 나오고 있습니다. 한국인의 술과 담배 소비는 가히 세계적입니다.

우리는 대기오염, 발암물질에도 항상 노출되어 있습니다. 자동차의 매연, 도심의 공기 속에는 무수한 발암물질이 들어 있습니다.

과로도 암을 부릅니다. 휴식을 취할 시간도 운동을 할 시간도 없이 오로지 일에만 매달리다 보니 피로를 풀 시간이 없습니다. 차를 타고 이동하고, 오랜 시간 앉아서 텔레비전을 시청하니 움직임은 더욱 줄어듭니다.

그러나 이 모든 것보다도 더 직접적으로 영향을 끼치는 것은 역시 마음입니다. 왜 우리는 엉뚱한 음식을 먹고, 잘못된 식습관을 그대로 유지하며, 해롭다는 것을 알면서도 계속 술을 마시고 담배를 피우며, 편히 휴식을 취하지 못하는 것입니까?

바로 마음속의 욕심 때문입니다. 빨리빨리 더 벌어 더 많은 것을 가지려고 합니다. 경쟁의식에 몰입해 남을 짓밟고 올라서려고 합니다. 오로지 자기 자신만 생각합니다. 결국 탐욕스런 마음으로부터 나쁜 생활습관이 자리를 잡습니다.

암을 이겨낸 말기암 환자 502명에게 한국원자력병원에서 "암에 걸린 원인이 무엇이라 생각하는가?"라고 물어보았습니다. 질문 결과, 환자들이 답한 암의 원인은 흡연이나 음주가 6.4%, 불규칙한 생활습관이 6.2%, 유전적 요인이 4%에 불과한 데 반해, 스트레스 사건은 53.4%나 됐습니다.

"당신이 말기암과 싸워 이겨낼 수 있었던 가장 강력한 무기는 무엇이었는가?"라고 다시 묻자 "'암은 반드시 낫는다, 나는 암을 이겨낼 수 있다'라는 강한 확신"이라고 답했습니다. 이 말은, 마음에서 병이 오고 마음을 다스릴 때 가장 강력한 치유 효과가 생긴다는 사실을 반증합니다.

암은 밖에서 병균이 침투해 들어와 생기는 병이 아니라, 대부분 몸속의 정상 세포가 잘못된 신호를 받아들여 암세포로 변질되기 때문에 생기는 병입니다. 다시 말해 마음의 신호가 암 발생에 결정적 영향을 미친다는 것입니다.

2006년 10월 30일, 세계적인 과학 학술지 〈네이처〉 인터넷 판에 논문을 게재한 연세대 육종인 교수는 암세포가 혈류를 타고 전이되는 과정이 '스네일'이라는 단백질의 작용 때문임을 밝혀냈습니다.

논문 내용에 따르면, 정상일 때는 스네일 단백질을 'GSK-3 효소'가 억제하지만, 암세포가 활동할 때는 윈트(wint) 신호체계일 때라고 합니다. 윈트 신호체계는 부정적 마음과 관련이 있습니다. 마치 비만 환자가 약을 먹고 지방 흡입술을 해서 살을 20kg 뺐지만 스트레스를 받을 때마다 옛 습관 그대로 폭식을 해대니 다시 예전처럼 살이 팍 찌는 것과 같은 이치입니다.

미생물학의 아버지로 불리는 루이 파스퇴르(Louis Pasteur)도 임종의 순간에 이르러서야 비로소 "씨앗은 중요하지 않다, 토양이 모든 것을 말해준다"라는 정직한 말을 남겼습니다.

토양은 우리의 몸과 마음입니다. 바이러스와 병균이라는 씨앗이 강해서 우리 몸에 해를 끼치는 것이 아니라, 우리 몸과 마음이라는 토양이 약해서 병을 이기지 못하는 것입니다.

자폐아나 저능아가 있는 가정은 참 힘들겠지만, 한 가지 감사한 것은 이들에게는 거의 암이 발생하지 않는다는 사실입니다. 참 이상합니다. 왜 그럴까요? 그 까닭이 무엇인지 알아보니, 이들은 살아가면서 걱정이나 고민을 거의 하지 않는다고 합니다. 자폐아를 둔 가족은 힘들지 몰라도 어쩌면 자폐 안에 있는 당사자는 행복한 사람일지도 모릅니다.

의사는 바로 자기 자신

바다에 큰 배가 지나갑니다. 저 큰 배가 어떻게 스스로 움직이는지 참으로 궁금합니다. 그러나 배는 스스로 움직이지 않습니다. 밖에서는 보이지 않지만, 배 안의 조타실에서 선장이 핸들을 쥐고 그 거대한 배를 움직이는 것입니다.

우리의 몸도 마찬가지입니다. 몸이 배라면 마음은 그 배를 움직이는 선장입니다. 몸은 정직하기 때문에 마음이 이끄는 대로 움직입니다. 만약 몸이 병들었다면, 몸을 움직이는 선장이 그동안 배를 제대로 돌보지 않고 무리하게 운행했기 때문입니다.

몸을 고치기 위해서는 먼저 마음을 바꾸어야 합니다. 마음은 몸을 움직이고, 몸은 마음에 영향을 줍니다. 몸이 병약하면 마음도 약해지고, 마음을 강하게 먹으면 몸도 건강해집니다.

캄캄한 밤, 망망대해에서 목표점을 찾아가기 위해서는 반드시 해도와 나침반이 필요합니다. 해도 없는 나침반은 쓸모가 없고, 나침반 없는 해도도 몸이 배라면, 마음은 그 배를 움직이는 선장입니다.
몸은 정직하기 때문에 마음이 이끄는 대로 움직입니다.
만약 몸이 병들었다면, 몸을 움직이는 선장이 그동안 배를 제대로 돌보지 않고
무리하게 운행했기 때문입니다.
몸을 고치기 위해서는 먼저 마음을 바꾸어야 합니다.

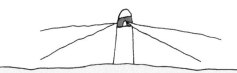

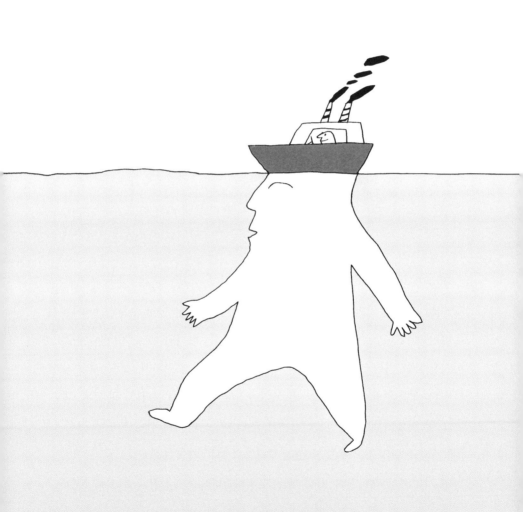

쓸모가 없습니다. 해도가 몸이라면 나침반은 사람의 마음입니다. 그리고 저 멀리서 비추어주는 등대의 불빛은 영성입니다.

이제 해도를 펴고 나침반을 보십시오. 건강을 회복하기 위해 몸이라는 해도를 펴고, 마음이라는 나침반을 해도 위에 올려놓으십시오. 그리고 영성이라는 등대 불빛을 보고 거리와 각도를 맞추기만 하면 현재의 위치와 치유의 방향을 알 수 있습니다.

암에 걸리면 주변에서 얼마나 많은 사람들이 "이 약이 좋대" 혹은 "저 약이 좋대", "기능성 식품을 먹어", "생식을 해" 등등 갖가지 주워들은 풍문을 늘어놓을지 모릅니다. 갑자기 당한 일로 안 그래도 혼란스러운 터에, 이런 말들로 인해 정신까지 잃을 지경이 되고 맙니다.

분명히 말하건대, 두려워 마십시오. 흔들리지 마십시오. 마음을 지키십시오. 훌륭한 선장은 폭풍우 속에서도 흔들리지 않고 굳건히 파도를 뚫고 나아갑니다.

내 몸을 가장 잘 아는 사람은 바로 '나'입니다. 주변 사람도 담당 주치의도 아닙니다. 주치의는 단지 암세포가 얼마나 되는지, 면역 수치가 얼마나 올라가고 내려갔는지 하는 수치만 알 뿐입니다. 하지만 그 수치라는 것도 아침 다르고 저녁 다르게 내려갔다 올라갈 수 있는 것입니다.

병든 내 몸을 아는 것은 의사가 아니라, 바로 '나 자신'입니다. 내 몸은 내가 가장 정확하게 일고 있습니다. 의사는 마치 신피처럼 산모를 도울 뿐이지, 아이를 낳는 것은 산모 스스로 이겨내야 하는 것입니다.

또 사람마다 개인차가 커서 "앞으로 6개월밖에 못 산다"는 선고를 듣고 두려움과 걱정 때문에 3개월밖에 살지 못하는 사람이 있는가 하면, 어떤 사람은 마음을 다스리며 평생을 살기도 합니다.

내 몸은 내가 가장 잘 압니다. 내 몸의 소리를 들어보십시오. 몸에서 조용히 올라오는 소리에 귀를 기울여보면, 때로는 통증으로 때로는 입술이 부르트는 증상으로 몸이 위험에 처했다는 신호를 보내옵니다. 그 밖에도 무기력, 불안, 두려움, 답답함 등 수없이 많은 마음의 소리를 들을 수 있습니다.

자기를 돌보십시오. 자기 내면의 소리를 듣는 연습을 하십시오.

실제로 암 환자의 경우, 암에 걸리기까지 몸에서 수없이 많은 신호를 보내왔을 것입니다. 일반적으로 한 개의 암세포가 분열하여 크기가 1cm^3가 되려면 10년 이상 걸린다는데, 그동안 몸에서는 얼마나 많은 경고 신호를 보냈겠습니까?

하지만 우리는 욕심과 어리석음으로 이 소리를 무시했기 때문에 결국 오늘에 이르게 된 것입니다. 그러니 지금부터라도 몸의 소리를 들어보십시오. 우리 몸의 세포들 하나하나가 주인의 눈길을 받기 시작하는 순간, 화들짝 깨어나 기뻐 춤을 추기 시작할 것입니다.

한국의 암 치유 전문가인 김영준 박사는 "사랑받는 세포는 암을 이긴다"고 했습니다.

당신이 위암에 걸렸다면 위에 손을 얹고 "위야, 내가 너를 사랑한다"라고 말해보십시오. 당신이 대장암 환자라면 장에 손을 얹고 "장아, 미안하다. 내가 너를 잘 돌보지 못했구나. 이제부터라도 내가 너를 사랑한다"고 말해보십시오. 아마 당신의 장기나 세포들은 주인의 눈길만 받고도 감격해서 기쁨의 눈물을 흘릴 것입니다.

거듭 강조하건대, 바로 당신이 당신의 몸을 가장 잘 아는 선장이라는 사실을 명심하십시오. 내부적으로 선원 한 사람 한 사람의 업무와 그들의 고충을 이해해주십시오. 그들의 목소리를 들으십시오.

그리고 밖으로는 변화무쌍한 날씨와 파도 같은 스트레스 사건에 맞부딪치십시오. 당신이 이 모든 난관을 잘 헤쳐나가는 유능한 선장이라면, 반드시 당신의 병도 극복할 수 있을 것입니다.

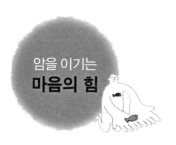

암을 이기는
마음의 힘

1. 암은 스트레스에서 비롯되는 마음의 병이다

암이 생기는 원인은 다양하지만 가장 큰 원인은 스트레스다. 암 환자는 대부분 암에 걸리기 전에 충격적인 스트레스 사건을 경험한다. 이는 정신적 스트레스가 암 발생에 절대적인 영향을 미친다는 것을 의미한다. 다시 말해, 충격적인 마음의 상처가 결국 암을 만들어내는 것이다.

따라서 암을 극복하기 위해서는 먼저 암의 원인인 마음의 상처를 치유해야 한다. 마음의 치유 없이는 수술도 항암치료도 소용이 없다. 원인 없는 결과는 없기 때문이다. 인체는 병에 노출되어도 스스로 회복할 수 있는 자생력이 있어서, 마음의 상처만 치유할 수 있다면 암도 거뜬히 나을 수 있다.

2. 성격을 바꾸면 암을 이길 수 있다

사람은 누구나 크든 작든 스트레스를 경험한다. 하지만 스트레스에 어떻게 반응하느냐에 따라 암에 걸리는 사람이 있는가 하면, 아무런 이상 없이 건강하게 사는 사람도 있다. 이는 사람마다 성격과 생활습관이 다르기 때문이다. 성격에 따라 어떤 사람은 분노를 밖으로 터뜨리고, 어떤 사람은 안에 쌓아둔다. 이러한 마음 상태가 오래 지속될수록 마음의 병은 깊어져 결국 몸의 병으로 이어진다.

흔히 성격은 고치기 어렵다고 하는데, 일정한 마음 훈련만 받으면 충분히 바꿀 수 있다. '마음과 생활습관 바꾸기(체인징 마인드)'를 해보라. 보통 8~12주 정도 훈련을 하면 이전에는 경험해보지 못한 전혀 새로운 삶을 경험할 수 있다.

3. 암을 이길 수 있는 가장 강력한 무기는 자신감

현대인의 질병 가운데 약 80% 이상은 마음 때문에 생기는 스트레스성 질환이다. 스트레스 사건이 많을수록 건강은 나빠지고, 적을수록 건강하다. 하지만 같은 스트레스 사건이라도 사람마다 느끼는 정도가 다른데, 연구에 따르면 이 심리적 느낌(해석)이 사건 자체보다 건강에 더 큰 영향을 미치는 것으로 나타났다.

이는 아무리 큰 스트레스 사건 혹은 신체의 질병이라도 마음먹기에 따라 물리칠 수도 더 나빠질 수도 있다는 뜻이다. 실제로 암을 극복한 사람들을 대상으로 한 조사에서도 '암은 반드시 낫는다, 나는 암을 이겨낼 수 있다'는 확신이 암을 이길 수 있는 가장 강력한 무기라는 사실이 확인되었다.

4. 내 몸의 소리에 귀를 기울여라

환자의 몸을 가장 잘 아는 사람은 주변 사람도 담당 주치의도 아니다. 주치의는 단지 암세포가 얼마나 되는지, 면역 수치가 얼마나 올라가고 내려갔는지 하는 수치만 알고 있을 뿐이다. 인체는 항상 자신에게 신호를 보낸다. 어떤 때는 통증으로, 어떤 때는 입술을 부르트게 해서 몸이 위험하다는 신호를 보내는 것이다. 그렇지만 몸이 보내는 다급한 구원 신호에 귀를 기울이지 않기 때문에 결국 심각한 질병으로 이어지는데, 암도 그 가운데 하나이다.

암이 걸린 뒤에라도 결코 늦지 않다. 몸의 소리에 귀를 기울이고, 당신이 위암에 걸렸다면 위에 손을 얹고 "위야, 내가 너를 사랑한다"고 말해보라. 만약 대장암에 걸렸다면 장에 손을 얹고 "장아, 미안하다. 내가 너를 잘 돌보지 못했구나. 이제부터라도 내가 너를 사랑한다"고 말해보라.

5. 몸에서 느껴지는 통증이나 불편감이 있다면 그 부위에 표시하라

몸의 소리에 귀를 기울이다 몸에서 느껴지는 통증이나 불편감이 있다면 그 부위에 표시를 한다. 이때 강도에 따라 농도를 다르게(연하게, 보통, 진하게) 표시한다.

- 올라오는 몸의 소리는?
  (통증, 어지러움, 피로감, 편안, 불쾌 증상…)

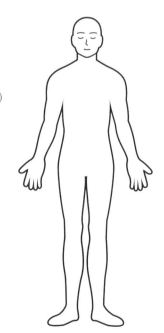

- 떠오르는 마음의 소리는?
  (걱정, 불안, 무기력, 두려움, 귀찮음, 과거 기억…)

- 영적으로 주고받은 대화는?
  (감사, 아하!의 깨달음…)

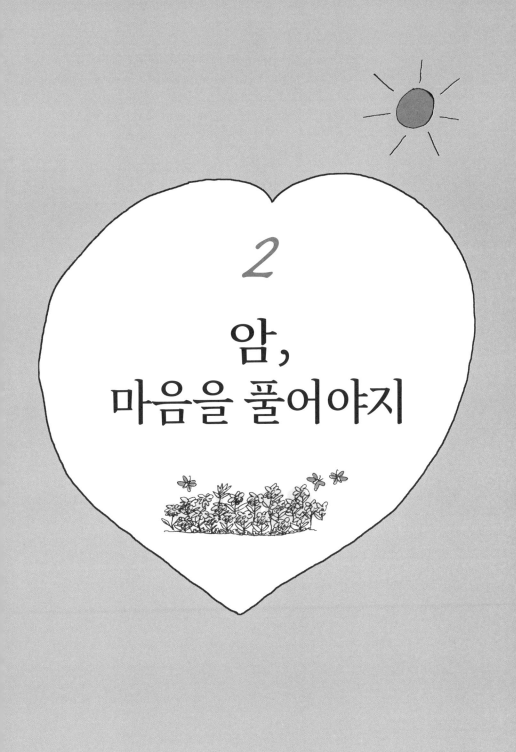

2

암,
마음을 풀어야지

42% 마음의 힘

미국심리학회 회장을 지낸 ≪긍정심리학≫의 저자 마틴 셀리그만(Martin Seligman) 박사가 참으로 놀라운 실험을 했습니다.

그는 쥐 300마리의 몸속에 암세포를 주입한 뒤 100마리씩 A, B, C 세 그룹으로 나누었습니다.

먼저 A그룹 100마리에게는 바닥에 약간의 전기 충격으로 스트레스를 주고 이에 놀란 쥐가 다른 방으로 도망가자 역시 같은 전기 충격을 주어서 쥐들이 '피할 수 없다, 속수무책이다'라고 생각하도록 스트레스 환경을 만들었습니다.

두 번째 B그룹 100마리에게도 같은 전기 충격으로 스트레스를 주되 놀란 쥐가 다른 방으로 도망갔을 때는 전기 충격을 주지 않아, 더 이상의 스트레스 환경은 피할 수 있도록 했습니다. 대신 충격의 방에 먹이통을 두어 위험에 도전하게 했습니다.

세 번째 C그룹 100마리에게는 A그룹과 B그룹처럼 암세포는 주입하였으나 스트레스를 주지 않는 편안한 방에 두었습니다. 먹이통도 여기저기에 두어 언제든 편히 먹을 수 있게 했습니다.

3개월이 지난 후, 모든 쥐의 배를 갈라보았습니다. 세 그룹 중 어떤 그룹에 가장 많이 암이 퍼졌을까요?

예상대로 A그룹에 암이 가장 많이 퍼져 73%가 발병했습니다.

그러면 B그룹과 C그룹 중에서는 어떤 그룹에 암이 더 많이 퍼졌을까요? 실험 결과 B그룹에서는 31%, C그룹에서는 50%에 암이 생겼습니다. 이 실험 결과가 셀리그만 박사를 유명하게 만들었습니다.

잘 보십시오. 참으로 흥미롭습니다. B그룹의 쥐들은 비록 몸에 암이 있고 환경적 충격이 있다 할지라도 '피할 방법이 있다'고 믿을 수 있는 환경에 있었습니다. 여기에 비해 C그룹의 쥐들은 암에 걸렸으니 주변 환경을 편안하게 배려해준 경우라고 할 수 있습니다.

이 실험을 통해 알 수 있는 소중한 교훈은 다음과 같습니다.

B그룹과 C그룹을 비교할 때 암 환자에게 무조건 편안한 환경을 만들어주는 것보다, 비록 암에 걸렸을지라도 고칠 수 있다고 생각하여 암 환경에 도전하는 긍정적 신념을 갖는 것이 훨씬 치료 효과가 크다는 사실입니다.

A그룹과 B그룹을 비교할 때 눈에 띄는 것은, '암은 죽는 병이다, 피할 방법이 없다, 속수무책이다'라고 생각하는 쥐와 '암은 반드시 낫는다, 피할 방법이 있다'고 믿는 쥐들의 발병률이 각각 73%와 31%라는 점입니다.

42%라는 엄청난 발병률 차이는 순전히 '암도 반드시 고칠 수 있다'는 '신념'의 결과입니다. '마음의 힘'이 수술, 항암치료, 방사선치료 못지않게 작용함을 알게 되었습니다.

이후 셀리그만 박사의 조교들이 추가 실험을 했습니다.

D그룹 쥐들을 B그룹과 조건이 같은 방에 넣고 먹이통 곁에 전기 충격 차단 버튼을 두었습니다. 어찌하다 버튼을 밟는 순간 전기 충격이 차단되었습니다. 이로써 D그룹의 쥐들은 "아, 이걸 누르면 충격이 없어지는구나"라고 학습했습니다. 이때부터 쥐들은 충격이 있는 방에 머무르는 것을 두려워하지 않고 "충격이 와도 언제든지 내가 차단할 수 있어"라며 먹이 방에서 뛰어놀았습니다.

3개월 후 확인해 보니, 이 쥐들의 암 발병률이 21%까지 낮아져 있었습니다. B그룹의 쥐들이 '피할 방법이 있어'라는 '부정의 긍정' 태도를 보여주었다면, D그룹의 쥐들은 '언제든지 내가 차단할 수 있어'라는 '긍정의 긍정' 태도를 보여주었습니다.

셀리그만 박사는 이 실험으로 '긍정심리'를 제시해 세계적 선풍을 일으켰습니다.

여기서 잊지 말아야 할 것은 능동적으로 대처하는 환자와 수동적으로 대처하는 환자는 결과적으로 엄청난 차이를 보인다는 점입니다.

이와 관련해 뉴욕대학교의 여성 의학자인 수잔 코바사(Suzanne Ouellette Kobasa)가 의미 있는 연구를 했습니다. 그는 환자들의 스트레스 대항 능력을 측정해봤습니다. 그 결과 스트레스원으로 인해 질병이 생긴 그룹은 '소외감'과 '무력감' 그리고 '직개심'이 강하고, 스트레스원이 있음에도 불구하고 건강을 유지한 그룹은 '헌신'과 '도전' 그리고 '통제' 능력이 뛰어나다는 사실을 알아냈습니다.

스트레스에 강인성을 보인 사람은 질병 발생률이 8% 이하인 반면, 허약성을 보인 사람은 질병 발생률이 93%로 높게 나타났습니다.

가령 의사로부터 암이라는 진단을 받았을 때 '아이구 암이라니, 이젠 죽겠구나!' 하고 생각해 무력감에 빠지거나, '왜 하필 나에게 이런 일이 생겼나' 하고 하늘을 원망하거나 또는 의사와 가족에게 화를 내게 되면 결국 암이 좋아하는 환경을 만들어주게 됩니다.

반대로 암이라는 진단을 받고 나서 '아, 나에게도 암이라는 것이 찾아왔구나. 암이 찾아온 뜻이 무엇일까? 이 일을 내가 다시 거듭나는 기회로 삼아야지!' 하고 생각하는 태도가 바로 '헌신(commitment)'입니다.

그리고 '암이라고? 그래 한번 해보자, 내가 기어코 너를 이길 테니 두고봐' 하는 태도는 '도전(challenge)'입니다.

또 '암이 찾아오도록 그동안 나는 무얼 하며 살았지? 이제부터는 새로운 마음으로 과거의 나쁜 생활습관을 바꿀 거야'라고 생각하는 마음은 '통제(control)'입니다.

'헌신'이 의미를 찾고 소속감을 유지하는 것이라면, '도전'은 생활의 변화와 어떤 자극을 오히려 거듭나는 기회로 생각하는 것이요, '통제'는 자신에게 주어진 환경에 대해 주인 의식을 갖는 것입니다. 코바사는 헌신, 도전 그리고 통제의 3C를 질병에서 건강 회복의 '예언 변인'으로 보았습니다.

이처럼 수동적인 태도와 능동적인 태도의 차이는 환자의 치료 결과에도 엄청난 차이를 만들어냅니다. 이러한 결과 차이는 동시에 몸과 마음, 그리고 스트레스와 질병 사이에 직접적인 연관이 있음을 말해줍니다.

현미경으로 암세포를 보면, 육체를 난장판으로 만들어버리는 강력한 침입자처럼 혼란한 모양입니다. 그러나 실제로 암세포는 바이러스나 병균처럼 외부에서 들어온 침입자가 아니라, 몸 스스로가 만들어낸 연약하면서도 혼란스러운 세포일 뿐입니다.

원래 인간의 세포는 서로 연락하면서 정보를 주고받고, 필요할 때는 함께 힘을 뭉칩니다. 그러나 암세포는 의사소통을 제대로 하지 못하고, 필요한 영양을 독식하면서 분열과 증식 작용을 통해 주변 조직을 파괴해나갑니다.

이때 신체 방어 조직인 면역세포는 비정상 조직인 암세포가 불필요하게 증식하는 것을 막고 파괴하거나 고립시키는 역할을 하게 되어 있습니다. 하지만 암 환자의 세포는 혼란에 빠져 있고, 면역세포 역시 제 기능을 다하지 못합니다.

그러면 암 환자의 세포는 왜 혼란을 겪는 것일까요? 인체는 놀랍게도 모든 것이 유전자 안에 프로그램되어 있습니다. 즉 암세포는 잘못된 정보를 받기 때문에 본래의 기능을 수행하지 못하고 엉뚱한 세포로 변하는 것입니다. 다시 말해 유전자의 부정확한 정보가 세포 증식 과정에서 종양 덩어리를 만들어내는 것입니다.

여기서 유전자는 왜 잘못된 정보를 주는 것인지 알아볼 필요가 있습니다. 가장 큰 문제는 상호 소통하지 않고 고립되어 있는 자신의 생활습관과, '암은 죽는 병이다, 피할 방법이 없다, 속수무책이다'라고 생각하는 42%의 부정적인 마음 때문입니다.

스트레스를 받고 나서 생기는 소외감과 무력감 그리고 적개심 같은 마음이 혼란을 가져옵니다. 따라서 '암은 반드시 나을 수 있다'는 42%의 마음의 힘을 믿어야 합니다. 헌신, 도전, 통제처럼 건강을 회복할 수 있다는 마음

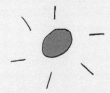

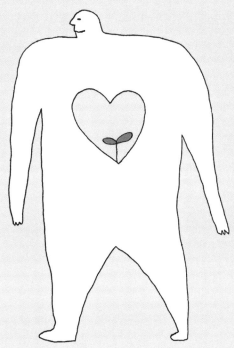

암 환자에게 무조건 편안한 환경을 만들어주는 것보다는
비록 암에 걸렸을지라도 고칠 수 있다고 생각하고
'암은 반드시 낫는다'는 긍정적인 믿음을 갖도록 해주는 것이
훨씬 중요합니다.

을 만들어야 합니다.

암도 심한 독감처럼 왔다가 우리 몸에서 떠나갈 수 있습니다. 문제는 내 몸의 면역력입니다.

창조자는 우리 몸속에 암세포같이 고장 난 유전자를 수리할 수 있도록 1차로 '토포이소머라아제'라는 수리공을 넣어주었고, 2차로 핵산들이 최신 부품으로 수리·증폭·봉합해 갈아 끼울 수 있도록 해주었습니다.

그것도 불가능할 때는 3차로 강력한 무기인 'P53'과 최근에 밝혀진 최신예 비밀 병기 'P73'으로 암세포를 죽여 쓰레기통에 처분하도록 이미 모든 장치를 완비해주셨습니다.

문제는 암에 대한 걱정이나 부정적인 마음을 없애는 것입니다. 이제부터는 믿음을 가지고 긍정적인 마음으로 바꾸어야 합니다. 암은 고칠 수 있는 병입니다. 암은 마음에서 비롯되는 것이기 때문에 마음만 다스리면 고칠 수 있습니다.

암 치유에 심신의학은 필수

　　몸의 면역체계도 마음의 작용과 직접적으로 연관되어 있습니다. 쥐를 가지고 실험을 하였습니다. 쥐의 몸에 면역력을 증강시키는 물질을 주입하고 재스민 향기를 맡게 하는 것을 반복하여 주사와 향기를 조건화시켰습니다. 얼마 지나지 않아 쥐는 주사 없이 재스민 향기만 맡아도 몸의 면역력이 올라가는 신기한 반응을 보였습니다. 아마 쥐는 속으로 '이 향기를 맡으면 이상하게 기분이 좋아지고 힘이 생겼어. 좋아, 좋아!'라고 생각했겠지요.

　반대로 이번에는 쥐의 몸에 면역력을 떨어뜨리는 물질을 주입하고 동시에 붉은 불빛을 비추는 것을 반복하여 둘을 조건화시켰습니다. 이후에는 주사 없이 붉은 불빛만 비춰주었더니, 놀랍게도 쥐는 점점 면역력이 떨어지다가 결국 죽고 말았습니다. 쥐는 아마 '참으로 이상하네. 왜 이렇게 힘이 빠지지? 저 붉은 불빛이 원인이야. 저것만 보면 기분이 나빠지고 힘이 빠졌어'라고 생각했을 테지요.

　이 실험을 통해 몸의 면역 기능도 그 사람의 마음 작용에 따라 변한다는 사실을 알 수 있습니다.

똑같은 음식이라도 기분 좋게 먹으면 어떤 거친 음식도 거뜬히 소화하지만 기분 나쁜 스트레스 상황에서 음식을 먹을 경우 위산이 쏟아지고 체하는 것도 결국 이 같은 이치 때문입니다.

사람의 몸은 자동차 기계와는 다릅니다. 자동차의 어떤 부품에 문제가 생긴다면, 그 부품을 구입해서 갈아 끼우기만 하면 다시 정상적으로 움직입니다. 하지만 사람의 몸은 그처럼 단순하지 않습니다. 어떤 장기에 고장이 나 다른 사람의 장기를 이식하게 되면, 몸에서 저항력이 생기기 때문에 평생 면역 억제제를 복용해야 하는 것도 이 때문입니다.

그동안 현대의학계에서는 암 치료를 위한 가장 좋은 수단으로 수술, 방사선치료, 항암치료를 해왔습니다. 그러나 이 세 가지 방법은 모두 면역력을 떨어뜨린다는 약점이 있습니다.

암보다 항암제가 더 위험할 수도 있다는 말이 있습니다. 사실 암 덩어리가 커져서 죽는 게 아니라 면역 저하와 영양실조로 인해 죽는다는 것을 환자들은 잘 모르고 있습니다.

세계적인 과학 학술지 〈네이처〉에 의사와 간호사가 바닥에 흥건한 물을 양동이에 훔쳐 담고 있는 그림이 실렸습니다. 수도꼭지가 고장이 나서 물이 계속 흘러나오고 있는데 눈앞에 보이는 물만 훔쳐 담는 것은 근본적인 해결책이 될 수 없습니다. 이 그림의 제목은 '중상 치료(treating the symptoms)'입니다. 원인은 치료하지 않고 겉으로 드러난 증상만 치료하는 현대의학의 한계를 지적한 그림입니다.

그렇다면 심신의학이라는 탁월한 치유법이 있는데, 왜 병원에서는 시행하지 않는 것일까요? 또 환자는 이러한 사실을 어찌해서 까맣게 모르고 있는 것일까요?

여기에는 두 가지 이유가 있습니다. 하나는 그동안 한국의 의과대학 교육이 몸에 대해서만 가르쳤을 뿐 심신의학에 대해서는 모르고 있었기 때문입니다. 또 다른 하나는 심신의학을 도입해봤자 병원에서 돈을 벌 수 없기 때문입니다.

하지만 이제 의사들도 지금까지의 임상 경험상 환자의 마음과 생활습관까지 고쳐야 병이 낫는다는 사실을 잘 알고 있습니다. 최근 미국에서는 하버드대를 위시해 21개 의대에서 통합의학을 채택하고 있고, 의료보험도 적용하고 있습니다. 유럽에서도 이런 움직임이 활발히 일어나고 있으며, 가까운 일본에서도 '심료내과(心療內科)'라는 이름으로 의료보험이 적용됩니다. 우리나라에서는 2005년 가톨릭대 의대에서 처음 시작했고, 2010년부터 고려대 의대와 아주대 의대에서도 심신통합의학이 개설되었습니다.

특히 심신의학을 암 환자 대상의 프로그램에 적용해 체계화한 것은 이 책이 처음입니다.

처음 병원에 갈 때는 씩씩하게 걸어 들어갔는데 "암입니다"란 소리를 듣는 순간 업혀 나옵니다. 이후부터는 수없이 허공을 바라보면서 죽음을 생각합니다. 사실 암은 죽는 병이 아닌데도 말입니다.

암 환자들이 쉽게 빠지는 편견은 '병은 의사에게 전적으로 의지해 째고 찌르고 약을 먹어야만 낫는다'는 것입니다. 그러다 치료의 한계점에 다다랐을 때 "더 이상 방법이 없습니다. 새로운 방법이 있기는 하지만 가능성은 반반입니다. 환자 본인이 알아서 선택하십시오"라는 의사의 말에 환자는 '믿고 왔다가 하늘이 무너져 내리는' 청천벽력의 절망감에 휩싸이게 됩니다.

하지만 지푸라기라도 잡는 심정으로 자신이 걸린 암에 용하다는 병원이란 병원은 물론이고, 좋다는 약이라면 이 약 저 약 가리지 않고 찾아다닙니다. 그러다 절박한 마음에 현대의학을 등지고 대체의학을 하거나, 몸에 좋다는 음식을 찾아다니며 여기 기웃 저기 기웃 하는 사이에 돈은 바닥이 나고 몸은 몸대로 망가지고 맙니다. 결국 아까운 시간과 체력만 허비하는 셈이지요.

이때부터 환자는 더 이상 속지 않겠다고 마음까지 닫아버리고 마는데, 이것이 진짜 복음의 소식을 들어야 할 때 듣지 못하게 되는, 참으로 안타까운 상황이 아닐 수 없습니다.

암은 분명 한 가지 원인으로 생기는 것이 아닙니다. 따라서 암 치유도 한 가지 방법이 아닌 통합적 방법으로 접근해야 합니다.

최근에는 호르몬 면역요법이라는 제4의 새로운 암 치료법이 등장하고 면역 증강 약품도 개발되어 환자들에게 희망을 주고 있습니다. 하지만 여기에도 한계가 있습니다. 같은 암이라도 병소에 따라 치유 효과 면에서 차이가 나고, 무엇보다 큰 비용을 들여야 된다는 점입니다.

그런데 심신의학(심리신경면역학, PNI)은 같은 면역요법 중 하나이지만, 약을 안 쓰기에 부작용이 없고, 돈이 들지 않고, 효과도 월등하고, 근본 치료를 함으로써 재발이 거의 없고, 삶의 질이 크게 높아진다는 상점이 있습니다. 하지만 명심해야 할 것은, 환자의 마음과 생활습관을 바꾸지 않고서는 근본적인 치유가 어렵다는 점입니다.

지금까지 암 환자를 위해 과학적으로 증명된 8가지 치유 전략이 있습니다. 현대의학적 치료, 영양, 운동, 심리치료, 영성 계발, 휴식, 청결한 환경, 그리고 봉사라는 통합적 전략이 그것입니다. 암 극복을 위한 이 8가지 기본 전략 가운데서도 서구 정통의학적 관점에서 가장 과학적이면서도 환자 치유의 중요한 열쇠로 보는 것은 심리 치료와 영성 계발, 즉 심신의학입니다.

내 몸 안에 숨겨진 의사, 뇌와 심장

몸은 참으로 신비합니다. 의학이 눈부시게 발달하였다고는 하지만, 정직한 과학자들은 여전히 사람의 몸에 대해 20% 정도도 제대로 알지 못하고 있다고 말합니다.

흔히 사람의 몸을 가리켜 '작은 우주'라 부릅니다. 지구가 5대양 6대주(오대양육대주)로 이루어져 있듯이 사람의 몸도 5장 6부(오장육부)로 이루어져 있습니다. 그만큼 사람의 몸이 신비하다는 말이겠지요. 사람의 몸 가운데서 가장 신비하고 아직도 미개척 분야로 남아 있는 곳이 바로 '뇌'입니다.

최근 분자생물학의 발달과 첨단 영상 장치 개발로 뇌과학 연구가 많이 진척되면서, 마음과 몸을 중간에서 연결해주는 기관이 뇌라는 사실이 밝혀졌습니다. 마음-뇌-몸의 신경 간 연결 관계를 밝히는 학문이 심리신경면역학(PNI)입니다.

캐나다의 뇌신경학자 폴 매클린(Paul Maclean)은 위치상 전뇌, 중뇌, 후뇌로 나누던 종전의 뇌 분류를 기능에 따라 중심핵, 변연계, 대뇌로 다시 분류하였습니다.

중심핵(central core)은 생존에 필요한 연수, 교, 시상, 망상체가 있는 곳으로, 호흡과 생명을 관장하는 가장 중요한 부위입니다. 흔히 중심핵을 뇌간 혹은 '파충류 뇌'로 부르기도 하는데, 대부분의 파충류 뇌에는 이 부위만 존재하기 때문입니다.

변연계는 구피질의 뇌입니다. 이 부위에는 해마와 편도체가 있는데 대개 공포와 두려움 같은 정서를 관장합니다. 흔히 이 부분을 '포유류 뇌'로 부르기도 하는데, 개나 말 같은 포유류에게도 존재하기 때문입니다.

그러나 사람은 이들의 뇌와는 비교할 수 없을 만큼 큰 뇌(남자는 약 1,400g, 여자는 약 1,200g)를 가지고 있습니다. 특히 대뇌의 신피질은 기억, 사고, 언어와 같은 고등한 지적 과정을 수행하는데, 이를 흔히 '인간 뇌'로 부르는 것은 인간에게만 이 부위가 있기 때문입니다.

인간의 뇌에는 강력한 힘이 숨겨져 있습니다. 천재 아인슈타인도 뇌의 10%만을 사용했다고 하는데, 우리 같은 일반인은 5%도 제대로 사용하지 못한다고 합니다. 이 말은, 뇌의 뉴런은 언제나 100% 작동하고 있지만 뇌 안, 특히 중심핵 안에 숨겨진 강력한 힘은 5%도 제대로 발휘하지 못한다는 것을 의미합니다.

왜 인간 뇌의 엄청난 힘은 깨어나지 못하는 것일까요?

이는 감정을 관장하는 구피질의 '두려움'이라는 장애물과 신피질의 '의심'이라는 장애물이 뇌의 강력한 에너지를 깨어나지 못하도록 막고 있기 때문입니다. 두려움과 의심을 제거할 때 인간의 내면에 숨겨진 강력한 힘이 비로소 밖으로 드러날 것입니다.

미국에서 실제로 있었던 사건입니다. 한 엄마가 세 살 먹은 아이를 데리고 동물원에 갔습니다. 사자 굴의 울타리 앞에서 사자를 구경하는데, 엄마가 잠시 한눈을 판 사이에 아이가 없어졌습니다. 아이는 어린 사자가 너무 예뻐 보여 좀 더 가까이서 보려다가 그만 울타리의 좁은 쇠창살 사이로 들어가고 말았습니다.

아이를 찾던 엄마는 아이가 사자 굴 안에 있는 것을 본 순간 눈이 뒤집혔습니다. 저 안쪽에서 어미 사자가 어슬렁거리며 아이를 향해 걸어 나오고 있었거든요.

엄마의 눈에는 아이 외엔 아무것도 보이지 않았습니다. 순간 엄마는 달려가 울타리의 쇠창살을 벌렸습니다. 그리고 사자 굴 안으로 들어가 아이를 안고 다시 밖으로 뛰쳐나왔습니다.

기적과 같은 일이 일어난 것입니다. 단단한 쇠창살을 맨손으로 벌리다니… 구경하던 모든 사람이 깜짝 놀랐습니다.

이후에 실험을 했습니다. 그 엄마에게 사자 굴에 설치된 것과 똑같은 쇠창살을 벌려보게 한 것입니다. 그러나 이번에는 쇠창살을 벌리지 못했습니다. 어찌된 일일까요?

인간의 내면에 숨겨진 뇌의 힘 때문입니다. 엄마가 아이를 구하러 들어가는 순간, 어미 사자가 자기를 죽일지도 모른다는 '두려움'이 과연 있었을까요? 또 굵고 단단한 쇠창살을 자신의 힘으로 도저히 휠 수 없을 것이라는 '의심'이 과연 그 순간에 있었을까요?

그 순간 엄마는 아이만 보였지, '두려움'이나 '의심'의 마음은 손톱만큼도 없었습니다. 태초에 창조자가 사람을 지을 때 이런 엄청난 힘을 사람의 몸속에 이미 숨겨두었던 것입니다.

의학적으로는 이 힘을 '항상성'이라 부릅니다. 이 항상성이 면역력과 자생력으로 나타나 환자의 질병을 회복하게 하는 강력한 힘으로 작용하는 것입니다.

동시에 인간에게는 '두려움'과 '의심'의 힘도 크게 작용하고 있습니다.

이 두려움에 대해 생각해봅시다.

앞에 너비 30cm, 길이 20m의 철골 구조물이 놓여 있다고 해봅시다. 이 구조물이 바닥에 깔려 있을 때, 30cm 폭의 길을 20m 정도 걸어가지 못할 사람은 아마도 없을 겁니다.

그러면 이제 이 구조물을 그대로 옮겨 두 개의 높은 빌딩의 옥상 사이에 걸쳐놓았다고 생각해봅시다. 이 길을 건너갈 사람이 과연 몇이나 되겠습니까? 대부분의 사람이 두려워 한 발짝도 내딛지 못할 것입니다.

똑같은 길인데 바닥에 있는 길은 걸어갈 수 있고, 공중에 걸어둔 길은 왜 한 발도 내딛지 못하는 걸까요? 길은 같지만 사람의 마음이 두려움에 사로잡혔기 때문입니다. 두려움이 작동하면 사람은 꼼짝할 수 없게 됩니다.

의심도 마찬가지입니다. 옛날에는 집에 벼룩이 많았습니다. 벼룩이 탁 뛸 때는 천장 높이까지 뛰는 경우도 있습니다.

한 사람이 이 벼룩을 잡아 30cm 높이의 병 속에 가두고 뚜껑을 닫아두었다고 가정해봅시다. 벼룩은 이전처럼 천장 높이만큼 뛰어오르려다 수없이 뚜껑에 부딪히면서 실패를 경험합니다. 실패를 학습한 벼룩은 결국 29cm 위로는 절대 뛰어오르지 않게 됩니다. 학습된 무기력입니다.

이제 뚜껑을 엽니다. 벼룩은 천장까지 얼마든지 뛸 수 있지만, 29cm 높이까지만 뛰고 병 밖으로 나올 줄을 모릅니다. 이것이 바로 '의심'의 힘입니다.

우리는 어렸을 적부터 부모로부터 무수한 부정적인 암시를 받으며 살아
왔습니다.

"남자는 울면 안 돼!"

"여자가 헤프게 웃지 마!"

"넌 안 돼, 하지 마!"

"병신 같은 것이, 넌 어째 잘하는 게 없냐?"

우리는 이러한 말들에 무의식적으로 암시를 받아, 평생 말의 최면 속에
서 살아가게 됩니다. 두려움과 의심이라는 부정적 힘이 사람의 몸속에 들
어 있는 창조적인 힘, 곧 항상성을 가로막고 있는 것입니다.

문제는 마음입니다. 어떻게 마음을 다스릴 수 있을까요? 어떻게 마음을
훈련시켜 잠자는 에너지를 깨울 수 있을까요?

≪몸은 답을 알고 있다≫의 저자 조지 굿하트(George Goodheart)는 '사
람의 생각은 몸에 존재하는 60조 개의 세포가 가장 빨리 눈치챈다'고 했습
니다. 긍정적인 생각을 하면 온몸의 세포들이 힘을 얻고, 부정적인 생각을
하면 힘이 쑥 빠진다는 사실을 경험할 수 있는 실험이 있습니다.

지금 두 사람이 함께 오링 테스트를 해보십시오.

한 사람이 지금까지 살아오면서 가장 힘들고 실망스러웠던 순간을 마음
속에 그리며 엄지손가락과 검지손가락의 끝을 맞대봅니다. 이때 옆 사람이
힘주어 엄지손가락과 검지손가락을 벌려보세요. 힘들고 실망스러웠던 순
간을 상상하기만 해도 힘이 쑥 빠진다는 사실이 확실히 느껴질 것입니다.

이번에는 조금 전의 부정적인 상상을 완전히 머릿속에서 지워버리고, 지금까지 살아오면서 가장 행복하고 신났던 순간을 상상하면서 오링 테스트를 해보세요. 단지 신났던 순간을 생각만 했는데도 온몸에 힘이 불끈 솟아오름을 경험하게 됩니다.

이를 통해 부정적인 상상은 온몸의 힘을 빼지만, 긍정적인 상상은 놀라운 힘을 일으킨다는 사실을 알 수 있습니다. 이처럼 생각의 힘은 사람의 몸을 움직이고, 심지어 면역체계까지 바꿔놓을 수 있습니다.

그러나 생각은 내 마음대로 쉽게 움직이지 않습니다. 마치 줄이 풀린 미친개와 같이 제 멋대로 떠돌아다니는 것이 또한 생각입니다. 조종하지 않아도 혼자 움직이는 자동 항법 장치처럼, 생각도 멋대로 방황합니다.

'마음챙김' 명상을 할 때 가장 고민하는 문제도 바로 마음을 집중하지 못한다는 것입니다. 마음을 한 곳에 1분 30초 정도 붙잡아둘 수 있다면, 이 사람은 명상을 잘할 사람이라고 할 수 있습니다. 그만큼 마음챙김이 어렵다는 말입니다. 마음을 붙잡아봐야 금방 딴생각에 빠져드니까요.

새벽에 하나님을 부르며 기도하는데 갑자기 '아참! 오늘까지 밀린 세금을 내야 하는데…' 하는 엉뚱한 생각이 떠올라 자책하다가, '어째 옆구리가 욱신거리지? 혹시 암이 재발된 게 아닐까'라며 생각은 미친개와 같이 또 돌아다닙니다.

여러분도 지금 당장, 마음이 얼마나 제 멋대로 움직이고 있는지 직접 체험해볼 수 있습니다.

자, 조용히 눈을 감습니다. 그리고 텔레비전에 자주 나오는 화면, 곧 북극의 빙산 위에 지금 막 바다에서 올라온 백곰 한 마리가 빈둥거리며 놀고 있는 모습을 상상하지 마십시오! 한 30초 정도 시간을 갖고, 그 장면을 머릿속에 떠올리지 말아보십시오.

......

(30초 후) 여러분, 어떻습니까? 과연 머릿속에 그 그림이 떠오르지 않습니까? 오히려 그 모습이 더욱 뚜렷하고 선명하게 떠오르지는 않았는지요?

그렇습니다. 이처럼 사람의 마음은 자신이 마음대로 통제하기 어렵습니다. 그러면 어떻게 자신의 마음을 붙잡아 흔들리지 않게 할 수 있을까요?

또 다른 실험을 해보겠습니다.

이번에는 반대로 머릿속에 떠오르는 생각들을 똑바로 지켜보시기 바랍니다. 마치 쥐가 들락날락하는 쥐구멍 앞에서 고양이가 노려보듯 머릿속에서 튀어나오는 생각을 집중적으로 지켜보십시오. 30초 정도 그 자세를 유지합니다.

......

(30초 후) 어떻습니까? 오히려 똑바로 노려보고 있으니, 이제는 딴생각이 떠오르지 않지요? 조금 전에는 백곰을 생각하지 않으려 해도 자꾸 떠올랐는데, 이제 내 생각을 노려보고 있었더니 떠오르지 않았잖습니까?

이것이 바로 사람의 마음입니다. 사람들은 떠오르는 잡념과 망상이 '내 생각'이며, 그 생각이 마치 '자기 자신'인 양 착각하는 경향이 있습니다. 그런데, 아닙니다. 실제로는 어둠 속에서 노려보고 있던 고양이 눈, 바라보고 있었던 그 눈이 진짜 '나의 눈(The Eye of the I)'입니다. 이 실험에 침가한 사람이라면, 평생 처음으로 '진짜 나 자신'을 만나본 셈입니다.

놀라운 실험이 하와이대 의대의 폴 피어설(Paul Pearsall) 박사가 이끈 연구에서 이루어졌습니다. 앤드류 뉴버그(Andrew Newberg) 박사가 뇌와 영혼이 어떻게 연결되어 있는가를 규명하였다면, 피어설 박사는 인간의 영혼이 뇌뿐만 아니라 심장과도 깊이 연결되어 있다는 것을 처음으로 증명하였습니다.

미국 ABC방송 토크쇼 프로그램에서 이런 일이 있었습니다. 심장을 이식받고 어느 정도 회복한 아이와 이 수술을 성공시킨 의료진이 출연했습니다. 수술을 받은 아이는 얼마 전, 교통사고로 뇌사 상태에 빠진 아이의 심장을 이식받았습니다. 이 수술은 어린아이의 심장 이식이라 처음부터 윤리적 문제로 많은 사회적 논란이 제기되었으나 결국 수술은 성공했습니다.

이날 토크쇼의 방청석에는 죽어가면서 심장을 제공한 아이의 엄마가 앉아 있었습니다. 그 엄마는 수술을 받은 아이와는 전혀 접촉해본 적이 없었습니다. 그런데 토크쇼가 한창 진행되는 도중에 갑자기 아이가 무대 중앙으로 걸어 나왔습니다. 그리고 순간적으로 "엄마!"라고 외치는 것이 아니겠습니까? 생방송 도중이었으니, 현장에 있던 사람들이 얼마나 큰 충격에 휩싸였는지는 그 자리에 있지 않은 사람도 능히 짐작하고 남을 일입니다.

이 아이가 어떻게 심장을 준 아이의 엄마를 알아보았을까요?

이후 연구팀이 알아보니, 심장에도 기억하는 뉴런이 있는데 이 기억 세포는 뇌의 세포들보다 약 50배 이상 강력하다는 것입니다.

피어설 박사 팀은 이후 심장 이식을 받은 또 다른 여러 사람과 가족·친척들을 연구실로 초청했습니다. 그들에게 물어보니 대부분 이식 수술 후 성격이 변했다고 말했습니다. 수술 전에는 조용하고 차분했는데, 수술 후에는 적극적으로 바뀌고 말도 또박또박 큰 소리로 한다고 했습니다. 알아보니, 변한 성격은 심장을 기증하고 죽은 사람의 성격과 흡사했습니다.

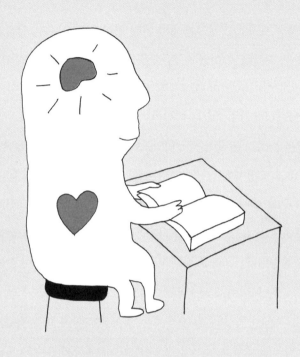

사람의 생각은 몸에 존재하는 60조 개의 세포가
가장 빨리 눈치챈다고 합니다.
긍정적인 생각을 하면 온몸의 세포들이 힘을 얻습니다.
생각의 힘은 사람의 몸을 움직이고,
심지어 면역체계까지 바꾸어놓을 수 있습니다.

이후 많은 실험 연구를 통해서 심장에 기억 장치가 있고, 심장이 또 다른 성격 창고임을 알게 되었습니다.

분석심리학의 창시자인 칼 융(Karl Yung)은 사람의 성격을 외향과 내향, 오감과 직관, 논리와 감성, 계획적과 즉흥적 등 8가지로 구분했고, 이에 따라 MBTI(The Myers-Briggs Type Indicator: 마이어-브릭스 유형 지표) 성격 측정 도구가 나오게 되었습니다.

융은 연구를 통해, 뇌는 시각, 청각, 미각, 후각, 촉각 등 다섯 가지 '감각'(五感)과 깊은 관련이 있다면, 심장은 위의 예에서 "엄마!"라고 부르는 것과 같은 '직관'과 관련이 있음을 알게 되었습니다.

최근에는 심장파와 뇌파의 파동이 공명 현상을 일으킬 때 신체에 놀라운 치유 효과가 일어난다는 연구도 진행되고 있습니다. 특히 암세포 때문에 몸에서 불균형 파동이 일어날 때 건강하고 강력한 공명 파동을 일으켜서 약하고 불균형한 암세포만을 골라 표적치료할 수 있다는 새로운 이론이 전개되고 있습니다.

이런 이야기가 있습니다. 한 여인을 10년 넘게 짝사랑한 한 남자에게 기적 같은 일이 일어났습니다. 그 여인이 드디어 남자의 프러포즈를 받아들인 것입니다. 하지만 이때부터 여인은 남자의 사랑을 확인하고 싶다면서 이것저것 요구하기 시작했습니다.

"당신이 정말로 나를 사랑한다면 하늘의 별을 따다 주세요."

남자는 여인을 사랑하기 때문에 그 어려운 길도 마다하지 않고 천신만고 끝에 별을 따다 주었습니다. 그러나 여인은 만족하지 않았습니다.

"정말 나를 사랑한다면 이번에는 하늘의 달을 따다 주세요."

남자는 더 어려운 길임에도 죽을힘을 다해서 달을 따다 주었습니다. 하지만 이번에도 여인은 만족하지 않았습니다.

"나를 진정 사랑한다면, 마지막으로 당신 어머니의 마음인 심장을 따다 주세요."

남자는 깊이 고민하고 갈등을 하기 시작했습니다. 드디어 남자는 결단을 내리고 어머니에게 가서 심장을 꺼내 들고 여인을 향해 달렸습니다. 여인과의 희망찬 미래를 꿈꾸며 달리고 또 달렸습니다.

그러다 남자는 돌부리에 걸려 넘어지게 됩니다. 어머니의 심장이 언덕 아래로 굴러가자, 아들은 뛰어 내려가서 황급히 어머니의 심장을 주워 들었습니다. 이때 흙투성이가 된 어머니의 심장이 아들에게 이렇게 말합니다.

"아들아, 많이 다치지 않았니?"

세상의 수많은 아름다운 말들 가운데서도 가장 소중한 단어가 바로 '어머니'입니다. 이 이야기를 읽고 있는 지금, 당신의 심장에는 어떤 느낌이 전해져 옵니까?

'어머니'라는 단어만 떠올려도 우리의 가슴이 뭉클해지는 이유는 무엇일까요? 조건 없는 사랑 때문은 아닐는지요?

비록 이 '어머니의 심장' 이야기가 오래전부터 입에서 입으로 전해져 내려온 이야기라고 할지라도 어쨌든 사랑의 중심은 심장이며, 심장에서 울려오는 말을 들을 수 있다는 분명한 사실만큼은 예나 지금이나 변함이 없어 보입니다.

암세포는 신체 어느 부위에든 자리를 잡을 수 있습니다. 위암, 간암, 폐암, 대장암, 난소암, 전립선암, 유방암, 피부암, 골수암, 혈액암(백혈병), 뇌종양, 설암, 안암 등등.

그런데 신기하게도 사람 몸에서 암이 생기지 않는 장기가 두 군데 있습니다. 어디일까요? 바로 소장과 심장입니다. 소장은 분명 면역을 생산하는 공장이라서 '소장암'이 없는 것 같습니다.

그렇다면 심장에 암이 생기지 않는 이유는 무엇일까요?

염통이라 소금기가 많다느니, 항상 뛰는 곳이라느니, 열이 많은 곳이라느니… 비과학적인 주장들이 있지만 근거가 없습니다. 과학적인 몇 가지 학설은 있습니다. 학설이 여럿 있다는 것은 그만큼 정확한 원인을 모른다는 뜻이겠지요.

하지만 가장 근접한 이론은, 심장은 '사랑의 마음'과 깊은 관계가 있다는 것입니다. 다른 장기가 심장에게 "내가 대신 아플 테니, 최후의 보루인 너는 끝까지 살아남아 우리에게 힘을 줘"라고 말하는 겁니다. 이렇게 몸 안의 장기들도 서로 소통하며 사랑하고 있습니다.

그러니 마음을 묶어두지 말고 베풀며 사랑할 때, 모든 세포도 자연스럽게 풀리지 않을까요?

내 몸 안에 숨겨진 의사, 영성

최근 불교적 영성이 과학이라는 옷을 입고 세계적으로 선풍을 일으키고 있습니다. 대표적인 명상 전도사로 티베트의 종교 수행자 달라이 라마와 베트남의 스님 틱낫한이 있고, 과학자 중에는 존 카밧진(Jon Kabat-Zinn) 박사가 있습니다.

이 분들 외에도 우리나라에서는 잘 알려져 있지만 나라 밖에서는 잘 모르는 두 고승이 있습니다. 동시대 사람으로 절친한 친구 사이이기도 했던 신라의 원효대사와 의상대사가 바로 그들입니다.

두 사람과 관련해 널리 알려진 이야기가 있는데, 여러분도 이미 알고 있을 것입니다. 두 사람이 선진 불교를 익히기 위해 당나라 유학길에 올랐을 때의 이야기지요.

두 사람은 며칠을 걷다가 하루는 노숙을 하게 되었습니다. 배를 타기 위해 도착한 평택 어디쯤에서 노숙하며 잠을 잤습니다. 그날 밤 원효가 캄캄한 밤중에 일어나 갈증으로 물을 찾게 되었습니다. 더듬거리며 찾아보니 마침 웬 바가지에 물이 가득 담겨 있는 것이 아니겠습니까? 생각할 틈도 없이 냉큼 들어 시원하게 쭉 들이켰습니다.

아침이 되어 해가 떠올라 눈을 뜨니, 지난밤에 시원하게 마셨던 물이 또 생각나는 것입니다. 그래서 다시 물이 있던 장소로 찾아갔습니다. 그런데 살펴보니, 지난밤에 마셨던 시원한 물은 바로 해골바가지에 괸 역겨운 물이었습니다.

원효는 해골바가지를 보는 순간 구역질을 하며 속에 있는 것을 다 토해내고 말았습니다. 한참을 토해내다 갑자기 머릿속에 번쩍 와 닿는 것이 있었습니다. 순간 무릎을 치며 "아하!" 하고 깨달음을 얻었다고 합니다.

무엇을 깨달은 줄 아십니까? 간밤에 마셨던 물이나 깨어나서 마시려던 물이나 똑같은 물인데, 간밤에는 그렇게 시원했던 물이 깨어나서는 왜 구역질을 일으켰느냐 하는 바로 그 문제에 대한 깨달음입니다.

다시 말해 생각의 차이, 곧 '마음먹기'에 따라 시원한 물이 될 수도 있고 역겨운 물이 될 수도 있다는 사실을 깨달은 것입니다.

이는 '마음의 해석' 문제입니다. 생각 하나로 원효는 큰 깨달음을 얻어 고승이 될 수 있었습니다.

사람의 내면에는 바깥의 정보와 지식을 내다보고 감지하는 다섯 가지 감각의 창문이 있습니다. 시각, 청각, 후각, 미각, 촉각이 그것입니다. 이 다섯을 합쳐 '오감'이라 합니다. 그리고 여기다 한 가지를 더하면 여섯 번째 감각이 되는데, 이를 오감과 구분해 '육감(六感)' 혹은 '직감(直感)'이라 합니다.

사람에게는 직감이라는 게 있어 무엇을 보면 이상하게도 '으흠, 저 사람은 그렇고 그런 사람이구나'라고 느끼는 것과 같이 사물의 성격을 단번에 감지해내는 능력이 있습니다.

어떤 사람은 첫눈에 사기꾼 같은 느낌이 드는 경우가 있는데, 이런 느낌은 실제와 거의 맞아떨어지는 경우가 많습니다.

예를 들어 맏딸이 사윗감이라고 데려오기는 왔는데 영 느낌이 좋지 않습니다. 딸의 성화에 못 이겨 결국 결혼을 시키기는 했지만, 뭔지 모르게 찜찜한 느낌이 들어 영 달갑지 않습니다. 결혼을 시켜놓고 보니 과연 그 느낌이 적중해, 얼마되지도 않았는데 딸이 찾아와 그런 사람인 줄 몰랐다며 이혼을 하겠다고 야단법석을 떱니다. '범도 제 소리 하면 오고, 사람도 그 말 하면 온다'는 우리말 속담도 이를 뒷받침해줍니다.

이처럼 직감적으로 알 수 있는 감각의 창문이 바로 여섯 번째 감각인 육감입니다.

앞에서 '오감이 뇌의 작용과 관련이 있다면 육감은 심장과 관련이 있다'고 했습니다. 이 오염되지 않은 여섯 번째 감각, 곧 육감까지 있다면 사람은 더 이상 고통을 느끼지 않아도 됩니다.

그러나 사람에게는 육감을 넘어 '칠감(七感)'이 있는데 이것은 해석(解釋)하는 것입니다. 칠감이 있고부터 고통이 따라옵니다.

또 남의 입을 통해 들은 말에 편견을 갖게 되면 칠감과는 또 다른 감각, 곧 '팔감(八感)'이 생깁니다. 팔감이 생기면 자신만 고통을 당하는 것이 아니라 남에게도 고통을 주게 됩니다.

원효가 지난밤에 마신 물은 오감(특히 미각)으로 시원하게 마신 물입니다. 반면 깨어나서 마시려던 물은 해석이 들어간 '칠감'의 물입니다. '아, 이 물은 죽은 사람의 해골에 괸 물이구나' 하는 해석이 들어갔기 때문에 구역질이 난 것입니다.

해석에는 이처럼 고통이 따릅니다. 모든 스트레스도 사실은 해석을 잘못해서 생기는 것입니다. 어쩌면 모르고 마신 지난밤의 물이야말로 보약(?)일지 모릅니다. 원효가 깨달은 것은 바로 이것입니다. 모든 인생의 고통은 마음에 달려 있다, 일체유심조(一切唯心造)!

깨달음을 얻은 뒤 원효는 결국 유학을 포기하고 고향으로 돌아옵니다. 당나라에 유학 가면 뭔가 큰 것을 얻을 수 있을 것이라 여겼던 것도 어리석은 생각임을 깨달은 것이지요. 그래서 고향으로 되돌아온 것입니다. 그리고는 저 유명한 《대승기신론소(大乘起信論疏)》를 저술해 대승불교의 초석을 놓았습니다. 그러나 의상은 멈추지 않고 길을 재촉해 당나라로 갔습니다. 그곳에서 《화엄경(華嚴經)》을 배우고 가져와 한국에 소승불교의 씨앗을 뿌렸습니다.

한국 불교는 이 두 사람으로부터 뿌리내렸다고 해도 결코 틀린 말이 아닐 것입니다.

일전에 성철 스님이 계셨습니다. 그 분이 하신 유명한 말 중에 "산은 산이고 물은 물이다"가 있습니다. 무슨 뜻인 줄 아십니까? 많은 불자에게 물어보니 제대로 대답을 하는 사람이 별로 없었습니다.

'산은 산, 물은 물!' 논리철학에서 보면 동음 반복에 지나지 않습니다. '나는 나다. 사랑은 사랑이다. 산은 산이다. 물은 물이다'와 같습니다. 이 속에 과연 무슨 뜻이 있겠습니까?

하지만 이 말 속에는 엄청난 뜻이 담겨 있습니다.

어떤 중년 남자가 조상 대대로 내려오는 야산을 갖고 있었다고 합시다.

도시에서 사업을 하다 자금이 부족해 할 수 없이 산을 팔아 사업을 확장했습니다. 사업은 그럭저럭 되었습니다. 그런데 얼마 지나지 않아 자신이 판 그 산에 대규모 아파트 단지가 들어선다는 소식이 들려왔습니다.

이 남자는 과연 어떻게 되었을까요? 시쳇말로, 돌아버리거나 머리 뚜껑이 열리지는 않았을까요? 속을 끓이다 덜컥 암에 걸리지나 않았는지 모를 일입니다.

원점으로 돌아가서, 이 사람에겐 산이 과연 무엇으로 보인 것일까요? 그에게 산은 산이 아니었습니다. 산이 돈으로 보인 겁니다.

이제 성철 스님이 "산은 산이고 물은 물이다"라고 한 까닭이 이해가 되십니까? 죽으면 결국 모두 빈손으로 돌아갈 것인데, 돈 때문에 미워하고 싸우고 마음이 상해 몸이 병들어서야 되겠습니까? 이것이 바로 불교적 영성입니다. 마음을 '공(空)' 상태로 비우는 것입니다.

불교적 영성이 과학의 옷을 입을 즈음, 기독교적 영성은 그보다 조금 앞서 과학의 옷을 입고 의료 현장에서 도움을 주기 시작했습니다.

미국 보스턴에는 이 두 방면을 대표하는 세계적인 학자가 있습니다. 불교적 영성을 과학화한 사람은 매사추세츠대 의대의 존 카밧진 박사이고, 기독교적 영성을 과학화한 사람은 하버드대 의대의 허버트 벤슨(Herbert Benson) 박사입니다.

두 영성은 서로 연관된 부분이 많기는 하지만, 그 특징을 살펴보면 뚜렷하게 차이가 납니다.

불교의 명상으로 만든 것이 '마음챙김 명상', 곧 'MBSR(Mindfulness Based Stress Reduction) 프로그램'이라면, 기독교의 기도로 만든 것이 '브레이크아웃의 원리(The Break-out Principle)'입니다.

　그러면 기독교적 영성은 과연 어떤 것일까요? 이를 알기 위해 필자가 목사로 있을 때 겪었던 일을 예로 들어보겠습니다.

　필자가 잘 아는 기독교인 가정에 참으로 슬픈 일이 있었습니다. 똑똑하고 잘생긴, 하나뿐인 열두 살 된 아들이 교통사고로 죽었습니다. 이 아이는 부부의 유일한 희망이었는데, 아이의 죽음 이후로 부부에게는 더 이상 희망이 보이지 않았습니다. 아이의 엄마는 이틀을 보내면서 울고 또 울었습니다. 그 이틀 동안 필자도 많은 말로 위로를 했지만 깊은 위로가 되지는 못했습니다.

　사흘째 날에 아이 장례를 치르기 위해 화장터에 갔습니다. 예배를 하고 죽은 아이를 불 속에 넣으려는 순간, 아이의 엄마가 홀린 듯 아이를 따라 불 속으로 들어가려고 했습니다. 가족들과 주변 사람들이 붙잡아 말리자 울부짖던 아이의 엄마는 그만 기절을 하고 말았습니다. 놀란 사람들이 찬물수건으로 얼굴을 식혀주고 몸을 주물렀습니다.

　5분 정도 시간이 지난 뒤 엄마는 깨어났습니다. 그 순간 엄마의 얼굴에서는, 긴 장마 끝에 구름 사이로 쏟아져 나오는 햇살처럼 빛이 났습니다. 엄마는 춤을 출 듯 기쁜 얼굴로 말했습니다. 기절해 있는 순간 자기는 예수님을 만났고 "딸아, 내 너를 사랑한다. 아들은 나와 함께 있다"는 음성을 들었다는 것입니다. 조금 전까지 울부짖던 엄마의 모습은 어느새 사라지고, 이제 완전히 새로운 사람으로 바뀌어 있었습니다.

　우리 모두는 심히 놀랐습니다. 더욱 놀라운 것은 며칠간 필자가 많은 위로와 용기를 주었음에도 전혀 변화가 없었는데, 예수님의 말씀 한 마디로 엄마의 상한 마음이 그토록 큰 위안을 받았다는 점입니다. 이후 필자가 깨달은 것은 사람의 천 마디 위로의 말보다 하나님의 한 마디 말씀이 낫다는 사실입니다.

이처럼 살아가면서 난관에 봉착했을 때, 기도 중 갑자기 하게 되는 신적 체험을 의료 과학적으로 증명한 것이 바로 벤슨 박사의 '브레이크아웃의 원리'입니다.

사람이 생각을 할 때는 뇌의 뉴런과 뉴런 사이에서 '뇌파(brain wave)'라는 미약한 전자 파동이 일어납니다. 이러한 아날로그 전파를 디지털 방식으로 증폭해 모니터에 그림으로 나타낸 것이 뉴로피드백(neurofeed-back)입니다.

사람이 어떤 생각을 하느냐에 따라서 뇌파의 모양은 달라집니다. 깨어 있는 정상적 상태에서는 뇌파가 1초에 8~12파(알파파)로 나타나고, 긴장과 불안, 고도의 스트레스 상황에서는 13~36파(델타파)까지 높게 나타납니다. 그러나 편안한 상태로 명상을 하거나 깊은 기도 상태에 빠질 때는 뇌파가 4~7파(세타파)로 나타나고, 더 이완되면 0.5~4파에 해당하는 숙면 상황에 빠지게 됩니다.

알파파 8파는 깨어 있는 의식의 끝이고, 세타파 7파부터는 수면과 같은 무의식의 시작입니다. 놀라운 점은 명상이나 깊은 기도를 할 때 정신은 하늘의 별처럼 깨어 있으나, 뇌파는 7 이하의 무의식 수준으로 떨어지는 특별한 경험을 하게 된다는 것입니다.

깨어 있으면서 무의식의 세계를 탐험하는 이율배반적인 놀라운 경험, 이를 '브레이크아웃의 원리'라고 합니다. 그 순간엔 모든 세상과의 일체감을 경험하며, 때로는 빛을 보거나 신의 음성 혹은 깨달음을 얻기도 합니다.

벤슨 박사는 최신 장비인 기능성 단층 촬영술(fMRI)을 통해 브레이크아웃을 경험하는 순간, 반딧불이의 몸에서 나오는 일산화질소(NO) 가스가 호흡을 통해 팍팍 터져나옴을 확인했습니다. 더욱 놀라운 것은 이때 뇌에서 여러 신경전달물질이 방출되는데, 이 물질들에 건강을 회복시키는 강력한 힘이 있다는 것입니다.

지금도 세계적인 논문들에서, 브레이크아웃을 경험하는 순간 갖가지 병이 나았다는 수많은 사례를 확인할 수 있습니다.

이것이 명상과 기도를 할 때 나타나는 치유의 효과입니다. 하지만 이때의 기도는 흔히 교회에서 손을 들고 소리 내서 하는 기도와는 차이가 있습니다. 그간 교회가 사용하지 않아 잃어버린 기도, 즉 하나님의 음성을 듣고 소통하는 기도를 다시 배워야 할 것 같습니다. 이 기도는 이 책의 후반부에서 자세히 소개할 것입니다.

불교의 영성이 마음에 있는 온갖 스트레스를 내버리는 '비움(空, 無)의 영성'이라면, 기독교의 영성은 빈 마음으로 하나님을 만나는 '채움의 영성'입니다. 마음의 평화를 찾고 더 높은 힘에 자신을 맡기는 신앙 요법은 모든 집착을 버리게 하고, 믿음과 희망을 주어 질병에서 벗어나게 하는 참된 열쇠입니다.

"모든 걱정을 다 내려놓고 오늘 하루를 참으로 살아보세요. 오늘 하루하루가 마지막 날입니다."

이 말은 환자뿐만 아니라, 건강한 모든 사람이 들어야 할 음성입니다.

서양의학과 동양의학의 장단점

● 통합의학은 어떻게 출발하게 된 것일까요?

서양의학의 토대는 해부학입니다. 해부학에서 더 발전시켜 몸을 쪼개고 쪼개어 원자에서 분자생물학으로 나아간 것이 바로 서양의학입니다. 그러나 사람의 몸은 그것으로 끝나지 않는, 신비한 그 무엇입니다. 해부학과 분자생물학으로 병의 원인을 다 밝혀낼 수는 없습니다. 따라서 이 방법을 고수하는 한 아무리 치유법이 발달해도 결코 완전할 수 없습니다.

정직한 의학자들은 일찍이 서양의학의 한계를 절감하고 동양의학에 뭔가 있지 않을까 하고 기웃기웃 눈길을 돌리기 시작했습니다. 1975년 거대한 미국이 동양의 작은 나라 베트남에서 패하고 말았습니다. 이 무렵을 전후해서 '동양에는 보이지 않는 뭔가가 있다'는 생각을 하게 됩니다.

그러나 동양으로 눈을 돌리게 된 결정적 계기는 이보다 앞선 1971년에 있었습니다. 닉슨 일행이 중국 베이징에 갔을 때 침 하나로 환자를 마취시켜 급성 맹장염을 수술하는 것을 보게 된 것입니다. 이는 서양의학에서는 볼 수 없는 놀라운 장면이었습니다.

이때 동행한 의사 허버트 벤슨(Herbert Benson) 박사가 이 장면을 목격하고 이때부터 중국, 인도, 티벳 등지를 다니면서 신비한 동양 의술을 배워 서양의학에 접목하게 됩니다. 이것이 심신통합의학의 첫걸음입니다. 하버드대 의대 허버트 벤슨 박사는 필자를 지도해준 선생님입니다.

여기서 동양의학과 서양의학 사이에 큰 사고의 차이가 있다는 것을 미루어 알 수 있습니다.

예일대 심리학 교수인 리처드 니스벳(Richard E. Nisbett) 박사는 "서양은 논리를 중시하고 동양은 경험을 중시한다"고 말합니다.

이 말은 서양이 삼단논법적 사고를 한다면, 동양은 전체를 직관하는 도(道)를 중심으로 사고한다는 말과 통합니다. 언어 면에서도 서양은 명사형이 발달한 반면, 동양은 동사형이 발달했습니다. 이로써 서양은 분석적 사고, 동양은 종합적 사고가 발달했음을 알 수 있습니다.

분석적으로 사고하는 서양의학은 몸을 쪼개고 또 쪼개서 보기 때문에 결국 해부학이 중심이 될 수밖에 없습니다. 해부학의 장점은 작은 것 하나까지 다 보고 기록할 수 있다는 점입니다. 그래서 이 지식이 축적되면서 학문도 진보한 것입니다.

반면에 단점도 있습니다. 아무리 미세한 것까지 볼 수 있다는 현미경으로 몸 구석구석을 본다 할지라도 못 보는 것이 있습니다. 무엇일까요?

몸을 해부하는 순간 사람은 죽은 몸이 됩니다. 해부하는 순간부터 움직이는 피, 음식물이 소화되는 과정, 림프의 움직임 등등 살아 있는 것을 볼 수 없습니다. 의술의 목적은 보는 것(진단학)만이 아니고, 잘 안 움직이는 것을 잘 돌아가도록(치료학) 하는 것입니다. 살아 있는 사람을 더욱 건강하게 하는 것이 치료의 목적입니다. 하지만 해부학으로는 살아 있는 생명, 움직이는 피, 에너지의 흐름 같은 것을 규명하기 어려운 것이 서양의학의 한계입니다.

그렇다면 동양의학은 어떻습니까?

서양의학에서는 분석적 해부학이 발달했다면, 동양의학에서는 종합적인 한의학으로 발달했습니다.

동양의학은 살아 있는 것을 보려고 합니다. 가령 사람의 몸에는 에너지가 흘러 다니는 길이 있습니다. 이것이 '경락'이고, 경락의 중간중간에서 정거장 역할을 하는 곳이 바로 '경혈'입니다.

한의학에서는 건강한 사람은 소통이 잘되지만, 건강하지 못한 사람은 소통이 제대로 되지 않고, 좀 더 심해져 경락이 막히면 병으로 발전한다고 봅니다. 이러한 에너지의 흐름이 막힌 것을 '기가 막힌다'라고 하고, 뚫리면 '기가 통한다(기통차다!)'라고 합니다. 이 막힌 기의 길을 뚫어주는 것이 바로 침과 뜸입니다.

또 사람의 체질을 음과 양으로 보고, 종합적으로는 오행의 소우주로 봅니다. 이처럼 사람을 살아 있는 전체로 보는 것이 동양의학의 장점입니다.

하지만 인체의 '살아 있는 흐름'은 글로 기록할 수 없고, 지식을 축적하거나 이를 후대에 전수할 방법이 없다는 단점이 있습니다. 서양의학계에서는 1년에만도 수많은 논문이 쏟아져 나오는 반면, 한의학계에서는 논문이나 연구서가 나오지 않는 까닭이 여기에 있습니다.

한의학은 대체로 이론으로 전달하기보다는 삶으로 전달합니다.

여기 환자의 맥을 짚어보고 병을 알아내는 유명한 한의사가 있다고 가정해봅시다. 제자에게 손목을 쥐어주며 맥을 느껴보라고 합니다. 하지만 맥이 '쿵쿵쿵' 뛰는 것을 어떻게 표현할 수 있습니까? 그 미묘한 차이를 어떻게 말할 수 있습니까? 목소리의 강약으로 나타내겠습니까? 아니면 기록으로 남기겠습니까?

단지 "맥이 가랑잎처럼 약하지", "맥이 폭포수 같은 힘으로 느껴지지"와 같이 감으로 가르칠 뿐입니다. 이런 까닭에 동양의학을 학문이라기보다 도(道)에 가깝다고 하는 것입니다.

그러나 최근에는 컴퓨터의 발달로 동양의 한의학에서도 서양의 분석적 방법을 적용하고, 서양의학에서도 동양의학을 수입해 과학화하고 있습니다. 이 같은 접근법을 통해 '통합의학'이 발전하게 되었습니다.

동양의학의 이론에 재미있는 내용이 있습니다.

사람은 몸과 생명으로 이루어져 있습니다.

몸은 무게를 지닌 물질이라 중력의 법칙을 받아 아래로 내려가려는 성질이 있습니다. 그래서 서 있는 것보다 앉는 것이 더 편하고, 앉는 것보다 눕는 것이 더 편하며, 눕는 것보다 땅속에 들어가는 것이 더 편합니다.

반대로 생명은 비물질적이라 연기처럼 떠오르려는 성질이 있습니다. 아이 때는 생명의 기운이 발바닥에 붙어 있어 다다닥다다닥 뛰어다닙니다. 그러다 사춘기가 되면 기가 점점 올라가 생식기 쪽에 있게 되어 공부하면서도 여학생 혹은 남학생을 곁눈질하게 됩니다. 중년이 되면 기가 가슴까지 치고 올라갑니다. 그래서 겁이 없어져 뭔가 큰일을 해보고 싶어 합니다.

그러다가 기가 목 위로 올라가면 노년이 되는데, 그 첫 징조가 기운이 입쪽에 붙어 과거에 했던 말을 하고 또 한다는 것입니다. 입이 막히면 다음에는 귀가 밝아져 며느리가 자신의 흉이나 보지 않는지 귀를 열고 엿듣게 됩니다. 다시 귀가 막히고 갑자기 눈이 밝아진 다음, 마지막으로 기가 머리 꼭대기의 정수리로 빠져나갑니다.

이렇게 기(에너지)가 발바닥에서 시작해 정수리를 통해 정상적으로 빠져나가면 이것을 '신(神)'이라 하고, 중간에 사고사나 자살로 기가 막혀 죽으면 이를 '귀(鬼)'라고 합니다.

이처럼 동양에서는 '귀신(鬼神)'을 '사람이 죽은 생명'으로 보는데, 이것이 바로 동양적 세계관입니다.

어쨌든 동양과 서양은 철학적 사고나 의학적 접근 방법에서 처음부터 다르다는 것을 알 수 있습니다. 동양의학과 서양의학이 서로 보완하면서 통합의학으로 나아갈 때 의학은 더욱 발전하게 됩니다.

암 환자의 특징적 성격

지금까지의 여러 연구들에 따르면, 암을 일으키는 원인들로는 다음과 같은 것들이 있습니다.

첫째, 유전적 요인입니다. 하지만 면역 유전자도 환경적 요인에 따라 바뀔 수 있습니다. 부모가 암 환자라고 해서 반드시 자녀도 암 환자가 되는 것은 아닙니다. 유전적 환경이 거의 같은 일란성 쌍둥이도 다른 환경에서 살게 되면 유전자가 바뀐다고 합니다. 워싱턴대의 버논 라일리 박사는 암 세포를 주사한 쥐 실험을 통해 "유전적인 영향이 7%라면, 환경적 요인은 92%"라고 말했습니다.

둘째, 방사성물질 혹은 발암물질입니다. 러시아 체르노빌이나 일본의 후쿠시마 원자력발전소 사고 지역의 주민들 가운데 암 환자가 많이 발생한 것을 보면 방사성물질이 암의 원인으로 충분해 보입니다. 또 인공 색소, 석면, 콜타르 같은 화학물질도 발암물질에 해당합니다. 동물 실험 결과 이런 것들에 장기간 노출되면 암이 발생한다는 사실이 확인되었고, 사람에게도 개인차는 있지만 발암물질로 밝혀졌습니다.

셋째, 음식물의 영향입니다. 트랜스지방을 많이 함유한 바삭바삭한 스낵류와 마가린, 동물성 고기, 백설탕, 짠 젓갈류, 방부제, 착색료, 인공 감미료 등이 나쁘다는 것은 잘 알려져 있습니다. 암 환자들에게 많이 보이는 식습관이 '달짜기', 즉 달고 짜고 기름진 음식입니다.

넷째, 술과 담배입니다. 이 둘은 암의 발생 원인과 관련해 가장 많은 연구가 이루어졌습니다. 특히 암 환자라면 반드시 담배를 끊어야 합니다.

그러나 이보다도 훨씬 중요한 요인이 있습니다.

다섯째, 심리적 요인입니다. 통계에 따르면 IQ가 낮은 저능아와 자폐아는 거의 암에 걸리지 않습니다. 이들을 둔 가족은 스트레스로 인해 암에 걸릴 수는 있어도, 정작 당사자들은 고민이 적어서 그런지는 몰라도 암에 걸리지 않는다는 것입니다.

한편 조현병(정신분열증) 환자는 스트레스가 심한 편입니다. 이들에게 나타나는 암을 보면, 타인과 외부 세계에 문이 없는 '긴장형 분열증'의 경우에는 암 발생률이 낮은 반면, 남이 자신을 해칠 것이라고 생각하는 '망상형 분열증'의 경우에는 암 발생률이 매우 높습니다. 이러한 사실로도 마음의 요인이 암 발생에 큰 영향을 준다는 것을 알 수 있습니다.

암 환자를 보면 대체로 무표정한 얼굴에 두려움과 의심의 마음이 담겨 있습니다. 두려움이 있다는 것은 그간 너무 많은 상처를 받아왔다는 뜻입니다. 그래서 더 이상 상처받지 않기 위해 모든 것을 의심의 눈으로 경계하는 것입니다. 돌다리도 두드려봐야 하지만, 동시에 화도 잘 내지 않습니다. 감정을 죽이고 밖으로 표출하지 않습니다.

이 때문에 꿈이 희미하고, 꾼 꿈을 잘 기억하지도 못합니다. 이는 얽힌

실타래를 풀 때처럼, 골치 아픈 문제는 무의식적으로 마음 한구석에 쑤셔 박아두고 억압하기 때문입니다.

또 암 환자는 대체로 안정적인 결혼 생활을 합니다. 대세에 순응하고 쉽게 타인에게 조종을 당합니다. 남의 부탁에 "안 돼!"라고 거절하지 못하고, 항상 "그래!"라고 대답합니다. 그리고 뒤돌아서서는 스스로 "바보!"라며 자신에게 꿀밤을 쥐어박습니다.

뿐만 아니라 대부분의 암 환자에게는 이전에 큰 상실감을 느끼는 사건이 있었습니다. 그리고 자신이 느끼는 스트레스를 도저히 해결 불가능한 문제로 생각합니다. 항상 "그래!"로 대답하는 이유도, 또다시 상실의 아픔을 겪을까 두렵기 때문입니다.

그래서 겉으로는 느긋한 척 살아도, 속에서는 언제나 분노가 치밀어 오르는 것입니다. 단지 억압을 해 자신도 모르고 있을 뿐이지요.

가령 '남편이 내 존재의 전부'라고 생각하는 주부가 있다고 합시다. 그런데 어느 날 남편이 외도하고 있다는 사실을 알게 되었습니다.

그 주부는 이제 딜레마에 빠집니다. 자기로서는 상황을 바꾸기가 불가능하다고 판단해 결국 궁지에 몰립니다. 그래서 이제는 남편의 외도가 자기 때문이라 생각하고, 적대감을 밖으로 절대 드러내서는 안 된다고 스스로를 억압합니다. 자신이 할 수 있는 유일한 선택은 당면한 문제와 자기 사이에 거리를 두는 것뿐입니다.

하지만 이러한 방법은 다람쥐가 쳇바퀴를 돌 듯 반복될 뿐이어서 문제 해결에 전혀 도움을 주지 않습니다. 팔짱 끼고 아무 대책 없이 숙명에 맡겨

버리는 꼴입니다. 그리고 결국 무력감과 절망감에 사로잡히게 됩니다. 바로 이러한 마음이 암이 발생하기 좋은 토양이 되는 것입니다.

옛사람들도 이 사실을 잘 알고 있었던 것으로 보입니다.

고대 로마의 의사 갈레노스(Galenos)는 "우울한 여성이 암에 걸리기 쉽다"는 말을 남겼습니다. 또 프랑스의 장드롱(Gendron)은 "인생의 고통과 비극적 사건이 암을 유발한다"(1701년)고 했고, 파제(J. Paget)도 "억울한 마음은 암 발생의 원인이 된다"(1870년)고 했습니다.

1893년, 스노(Snow)는 비통한 사건을 경험한 156명 가운데 19명이 암에 걸린 사실을 확인하고 "암 발생 원인 중 정신적 요소가 가장 강하다"는 말을 남겼습니다.

1926년, 엘리더 에반스(Elida Evans)도 "암이 발생하기 전에 깊은 상실감을 경험하는데, 이는 문제를 미해결 상태로 놓아둔 채 변화한 상황에 순응하지 못하기 때문이다"라고 했습니다.

최근 로렌스 레샨(Lawrence Leshan)은 암을 일으키는 심리적 요인을 찾기 위해 500명이 넘는 암 환자의 생활을 조사했습니다. 그 결과를 종합해보니 암 환자들에게는 대체로 다음과 같은 4가지 공통 요소가 있었습니다.

첫째, 어린 시절에 가족으로부터 고립되어 무시를 당한 경험이 있었습니다. 이로 인해 심적 절망감에 싸여 사회에서도 원활한 인간관계를 유지하지 못하고 항상 긴장된 생활을 합니다.

둘째, 성년기 초기에는 대단히 성공적인 인간관계를 맺고 자신의 직업에도 만족하며, 삶의 보람을 느끼면서 열정적으로 생활했습니다.

셋째, 하지만 때로 인간관계의 갈등, 실직, 가족의 사망, 이사, 퇴직 등 뜻하지 않은 일을 경험하면서 보통 사람 이상으로 큰 상실감과 절망감을 느낀 적이 있었습니다.

넷째, 이러한 절망감 때문에 두려움, 분노, 적대감이 생기지만 밖으로 표출하지 못하고 마음속에 담아두는 특징이 있습니다.

암 환자의 경우 겉으로는 착한 사람, 성녀, 부드러운 사람으로 보일지라도 내면에서는 항상 심한 갈등으로 몸부림치고 있다는 사실을 알아야 합니다. 암 환자의 온화한 성격은, 다시 말해 '자신을 신뢰하지 못하고 희망을 품을 수 없다'는 생각의 반영에 지나지 않습니다.

이러한 행동은 어린 시절에 체험한 마음의 상처와 깊은 관계가 있습니다. 지금 주변에 있는 가까운 사람들을 언젠가는 잃게 될 것이라는 두려움 때문에 장차 생길 상실감을 미리 예견해 방어하는 것입니다.

따라서 행복감에 대해서도 언제나 '나에게는 너무 과분했어'라는 식으로 해석해서 스스로 좌절감을 만들어냅니다. 그러면서도 부정적 감정을 표출하지는 못하고, 오히려 평안한 척 미소를 짓는 경향이 있습니다. 결과적으로 순조로운 것처럼 보이는 인간관계는 내심의 절망감을 감추는 일에 지나지 않는데도 말입니다.

로렌스 레샨의 조사에 따르면, 이 같은 분들은 상실을 경험한 후 6개월에서 8년 사이에 암이 발생하는데, 이러한 성격은 암 환자의 심리와도 약 95% 일치한다고 합니다.

존스홉킨스대학교의 캐롤린 토머스(Caroline B. Thomas) 박사가 18년간 1,330명의 암 환자를 대상으로 연구했습니다. 그는 우울, 불안, 분노 등을 측정하는 심리 검사로 암 발생과 그 진행 속도를 예측하였습니다. 암 환자는 자신의 아픈 감정과 경험을 표현하기보다는 억제하는 경향이 있는데, 이 억제와 표현의 정도를 암 예측의 기준으로 삼았습니다.

연구 결과, 암 환자는 더 민감한 생리적 반응을 보였지만, 밖으로는 불평을 드러내지 않은 채 협조적이면서도 감정 표현을 꺼리는 경향을 보였습니다.

하버드대 의대의 조지 베일런트(George Vaillant) 박사도 하버드대 졸업생 200명을 30년 동안 추적 조사했습니다. 조사 결과 '나는 불행한 사람이다'라고 생각하는 사람 가운데서 18명의 만성질환자가 나왔고, '나는 행운아다'라고 생각하는 사람 가운데서는 단 2명의 만성질환자가 나왔을 뿐입니다.

그는 암의 전조에 대해 두 가지를 얘기했는데, 첫째가 충격적 상실과 사랑의 결여이고, 둘째가 삶의 의미 상실과 공허함이라고 하였습니다. 특히 암 환자의 성격은 흥미를 상실하고, 포기하고, 중단하는 성향이 두 배나 더 크다고 합니다. 이들은 행복한 척할 뿐 실제로 마음속에서는 심각한 절망감으로 울고 있다는 것이지요.

블럼버그(E.M. Blumberg) 교수는 "성격 성향을 알면 종양의 진행 속도까지 예측할 수 있다"고 했습니다.

종양의 진행 속도가 빠른 환자는 자신을 타인에게 좋은 사람으로 보이려 하고, 사기번호나 심리적 방어기제가 강합니다. 반면 쉽게 불안에 사로잡히는 경향이 있고, 감정 배출구가 없어서 내심 바라면서도 겉으로는 아닌 척하는 경향이 강합니다. 그러나 "진행이 더딘 암 환자는 마음의 쇼크를 받아넘기는 능력이 있고, 스트레스를 운동이나 다른 여러 방법을 통해 완화

하는 요령을 터득하고 있다"고 말합니다.

블럼버그는 또 "자기변명과 부정하는 정도, 그리고 솔직성 정도를 통해 종양 성장도를 예측할 수 있다"고 했습니다. 즉 자기방어를 위해 겉꾸미기에 지나치게 에너지를 소비하기 때문에 내면에서 암을 제압하는 힘은 그만큼 약화된다는 것입니다.

캐롤린 토머스는 또한 '암 환자의 성격과 자살하는 사람의 성격이 대체로 유사하다'는 사실을 알아냈습니다. 그에 따르면 암 환자는 "결국 또 실망하게 될 거야. 애초부터 기대하지 않는 게 나아!"라면서 대부분 희망을 갖지 않는다고 합니다. 벌써 마음으로 죽어가고 있는 것입니다.

이들의 성격은 대체로 부모와의 친밀도가 약하고, 강한 감정을 표출할 줄 모르며, 생활에도 활기가 없습니다. 그들에게는 체념과 절망감과 초조감이 있을 뿐입니다.

아널드 허치네커(Arnold Hutschnecker) 교수도 "우울증은 부분적으로 죽음을 방어하는 것이다. 암은 세포 수준에서 겪는 절망이라 할 수 있다. 암환자의 성격은 자살자의 성격과 거의 흡사하다"고 말했습니다.

감정을 해소할 수 있는 배출구가 부족해 평소 감정을 억누르고 있다가 갑자기 한꺼번에 폭발하는 사람은 방어기제 검사에서 억제력이 높게 나타나는 사람입니다.

또 자신이 암에 걸려도, 배우자가 도망갔어도, 집이 불타버려도 절망감을 드러내지 않고 "나는 괜찮습니다"라고 말하는 사람이 있습니다. 이런 경우, 몸의 면역체계에 혼란스러운 메시지를 주기 때문에 혼란스런 암세포가 생기고, 면역력을 소진시키는 것입니다. 세포들은 이 사실을 무의식적으로

다 알아차립니다. 이때 세포들이 혼동을 일으켜 서서히 암세포를 만들어내는 것입니다.

독일의 심리학자 그로사스(Grossarth)와 마티섹(Matticek) 박사는 1985년에 학술지 〈정신신체의학〉에 '암에 잘 걸리는 성격' 체크리스트를 발표했습니다. 그 내용은 다음과 같습니다.

암에 잘 걸리는 성격

① 언제나 논리적이고 타당성이 있는 것을 하려고 한다.

② 사람들의 행동을 언제나 이해하려고 하며 감정적으로는 반응하지 않는다.

③ 모든 대인관계 갈등을 이성으로 극복하고, 감정적 반응을 자제하려고 노력한다.

④ 다른 사람이 감정을 많이 상하게 하더라도 이성적으로 그를 대하고 그 행동을 그대로 이해하려고 노력한다.

⑤ 대부분의 대인관계 갈등을 논리와 이성적 방법을 써서 피하려 한다.

⑥ 어떤 사람이 자신의 욕구·욕망을 좌절시켜도 그를 이해하려고 노력한다.

⑦ 모든 상황에서 이성적으로 행동하고 감정적으로는 행동하지 않는다.

⑧ 손해를 보거나 하기 싫은 것에도 이성적인 태도를 보이며 감정적으로는 행동하지 않는다.

⑨ 다른 사람을 좋아하지 않을지라도 싫다는 표현을 못 하고 어쩔 수 없이 그를 이해하려 노력한다.

⑩ 상대방을 공격할 충분한 이유가 있음에도 이성이 그를 공격하지 않게 한다.

이 10문항 가운데 3문항 이상에 해당하면 '암 심리 성향'이 있는 것입니다. 이런 분들은 별도로 자신의 감정을 다양하게 표현하는 기법을 배워야 합니다.

"슬픔은 오케이, 우울은 노!"

처음에 "당신의 병은 암입니다"라는 진단을 받으면, 그 충격은 말할 수 없을 정도로 큽니다. 어떤 암인지, 초기인지 말기인지도 가릴 것 없이 누구나 암이라는 충격 앞에서는 여러 가지 감정의 소용돌이가 일어나게 마련입니다.

이때 생기는 두려움, 분노, 슬픔 같은 여러 가지 감정 변화는 정상적인 반응이기 때문에 그대로 받아들이는 것이 좋습니다. 감정은 인간이 생존하기 위해 만들어낸 내면의 변화무쌍한 정보 전달 수단입니다. 따라서 가능한 한 감정을 많이 표출하는 것이 좋습니다. 감정을 부인하거나 속으로만 삭이는 것은 치유에 오히려 악영향을 미칩니다.

외면하고 싶지만 피할 수 없는 현실도 있습니다. '왜 하필 나인가'라고 생각하기보다는 '그래, 이제부터라도 한번 멋지게 살아보자'는 도전적인 자세가 건강 회복에 훨씬 유리합니다.

자, 이제 마음을 다잡고 "슬픔은 오케이, 우울은 노!"라고 힘주어 말해봅시다.

암 진단을 받고서 생기는 슬픈 감정은 정상적이지만, 우울한 감정은 비정상적인 것입니다. 오히려 건강을 악화시킵니다. 그렇다면 슬픔과 우울은 어떤 차이가 있기에 이런 변화가 생기는 것일까요?

먼저 슬픔을 살펴봅시다.

암에 걸렸다는 사실은 분명히 현실적으로 슬픈 일입니다. 그럼에도 자신을 여전히 좋은 사람으로 생각하며 인간관계를 즐기고, 단지 가끔씩 죽음에 대한 생각을 떠올릴 뿐 비관적인 생각을 하지는 않습니다. 슬픔은 이런 것입니다.

그러나 우울은 다릅니다. 세상을 부정적인 눈으로 보고, 자신을 무기력한 존재로 받아들이며, 어떠한 인간관계도 달갑지 않고, 때로는 자살하고 싶은 충동까지 느끼는 그런 마음 상태가 바로 우울입니다.

슬픈 감정은 암 환자의 몸에 유리한 방향으로 영향을 주지만, 우울한 감정은 악영향을 주어 병을 급진전시킵니다.

환자는 분명히 자신의 감정을 표현할 줄 알아야 하며, 이런 '열린 대화'야말로 암 치유에 큰 도움을 줍니다. 그래서 암 환자를 위해서 주위의 가족과 친구의 도움도 절실히 필요합니다. 특히 자기와 같은 암에 걸린 사람들의 모임에 참여해 정보를 나누고 마음을 풀 때 더 큰 도움이 됩니다.

스탠퍼드대 의대의 유방암 클리닉에는 데이비드 스피겔(David Spiegel) 박사가 있습니다. 그는 심리적 도움이 암 환자에게 큰 도움이 된다는 예일대 버니 시걸(Bernie Siegel) 박사의 말을 비웃었습니다.

그는 시걸 박사의 이론을 논박하기 위해 1984년부터 5년간 실험을 했습니다. 먼저 자신이 관리하는 유방암 환자들을 무작위로 두 집단으로 나누었습니다. 그리고 한 집단은 일반적 병원 치료만 하게 하고, 다른 한 집단은 병원 치료에 덧붙여 매주 한 차례씩 만나 마음의 이야기를 나누도록 했습니다. 특히 후자의 경우 암 환자들 사이에 의학 정보, 일그러진 몸매, 남편 흉보기, 자녀 문제, 죽음에 대한 두려움 등 다양한 감정을 솔직하게 나누도록 했습니다.

이 환자 모임은 1년간 계속되었습니다. 이런 자료를 5년간 모아 통계를 내보았습니다.

드디어 최종 통계 자료를 검토한 슈피겔 박사는 실험 결과에 너무나 놀라 "하마터면 의자에서 굴러떨어질 뻔하였다"라고 말했습니다.

연구 결과에 따르면, 암 환자끼리 열린 대화를 한 환자들이 집 안에서 고립 생활을 한 환자들보다 평균 2배 이상 오래 살았고, 암 재발률도 5배 차이로 월등히 적었습니다.

현재 데이비드 스피겔 박사는 생각이 완전히 바뀌어 세계적인 심신의학 전도사로 활동하고 있습니다.

이처럼 암 환자가 최우선적으로 해야 할 것은, 안전한 동병상련의 집단에 참여해 자신의 감정을 표현하고 마음을 푸는 일입니다.

암을 치료하는 과정에서도 심리적 도움은 꼭 필요합니다. 여러 암 검사와 암 치료는 참으로 힘이 드는 과정의 연속입니다. 이때 자신의 감정 다루기를 혼자서만 해결하려고 해서는 안 됩니다. 주변 사람의 도움을 받아야 합니다.

주변의 도움으로는 다음과 같은 것들이 있습니다.

첫째, 개인 상담을 들 수 있습니다.

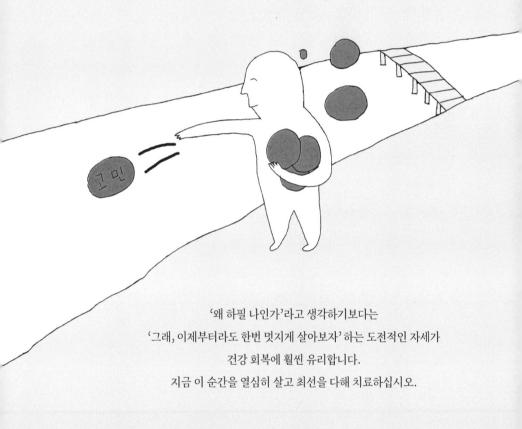

'왜 하필 나인가'라고 생각하기보다는
'그래, 이제부터라도 한번 멋지게 살아보자' 하는 도전적인 자세가
건강 회복에 훨씬 유리합니다.
지금 이 순간을 열심히 살고 최선을 다해 치료하십시오.

환자는 사랑하는 가족이나 친구에게 힘든 속내를 털어놓기보다, 객관적인 제3자에게 자신의 모든 감정을 털어내는 것이 좋습니다. 병원 안에 목회자나 상담 프로그램 전문가가 있으면 큰 도움을 받을 수 있습니다. 또 정해진 스케줄에 따르기보다는, 치료해야 하는 환자의 몸 상태에 따라 융통성 있게 하는 것이 좋습니다.

둘째, 암 지지 모임(cancer support group)입니다.

최근에는 우리나라에도 선진국과 같이 암 환자와 그 가족 모임이 생겨나고 있습니다. 환자끼리는 동병상련이라고, 환자의 고충은 환자가 알아줍니다. 여기에다 이미 암을 극복한 사람이 친구가 되어준다면 더 큰 힘이 될 수 있습니다. 이 모임에서 암 전문가와 심리학자들이 이론과 실습을 통해 잘못된 마음 상태와 생활습관을 바로잡아주면 최고의 효과를 볼 수 있습니다. 대체로 8~10주 정도의 기간이 기본입니다.

셋째, 종교와 영성의 도움입니다.

사람은 영적 존재이기 때문에 종교는 질병을 극복하는 강력한 무기가 됩니다. 암 환자들은 처음에는 의료적 도움을 받다가, 나중에는 종교에 의지하는 경향을 보입니다. 이는 투병이라는 힘든 시기에 종교가 어둠 속의 등대 같은 역할을 해주기 때문입니다. 종교 생활은 그간 잊고 살아온 삶과 죽음의 의미를 다시 발견하게 하고, 새로운 삶의 의미를 열어줍니다.

그러나 이 모든 것보다도 더 중요한 것은 자신만의 노하우를 발견하는 일입니다. 의료 팀, 상담가, 가족, 친구라는 좋은 자원이 있더라도 투병 생활은 지극히 개인적인 자신만의 경험이기 때문입니다.

자신만의 노하우를 찾으십시오. 현대의학의 절대적 도움을 받아야 하는 상황 이면의 한계도 수용하십시오. 때론 자신의 직감을 받아들이고, 희망의 힘으로 완치를 위해 기도하십시오.

자기가 원하는 대로 선택하되 의사와 전문 상담가에게 자문하십시오. 하지만 최종 결정은 자신이 주도하십시오.

지금 이 순간을 열심히 살고 최선을 다해 치료하십시오. 자신에게 있는 유일한 순간은 바로 '지금'입니다. 죽음 앞에 직면해서야 자신이 살아 있음을 깨닫습니다. 생의 소중함을 알게 됩니다.

중요한 것은 도전(challenge)입니다! 매순간 후회 없이 사십시오! 당신의 마음과 몸을 소중히 여기십시오.

지금 이 시간 마음의 소리를 들어보십시오.

"스트레스 없이 살 수는 없을까?"

"스트레스가 너무 쌓여 죽을 지경이에요. 잠도 못 자고 식욕도 없어요."

"이 스트레스를 조절할 수가 없어요. 조절한다 해도 상황은 절대 안 변할 거예요."

여러분도 과연 그렇게 생각하십니까?

그렇습니다. 내가 어떻게 한다고 해서 상황은 절대 바뀌지 않습니다. 까다로운 직장 상사, 뛰는 물가, 병환 중인 어머니…. 어느 것 하나 내가 주도적으로 바꿀 수 있는 것이 아닙니다.

환경은 조절할 수 없습니다. 그러나 당신 자신을 조절할 수는 있습니다.

우리는 너무 쉽게 '무엇 때문에', '누구 때문에' 스트레스를 받는다고 말합니다. 그렇지만 스트레스에 반응하는 주체는 나 자신입니다. 따라서 나에게 스트레스를 주는 주체도 바로 나 자신입니다. 똑같은 스트레스 상황에서도 웃어넘기는 사람이 있는가 하면, 얼굴을 붉히며 가슴속에 분을 품은 채 평생을 사는 사람도 있습니다.

문제는 바로 나 자신입니다. 해결법도 내 속에 있습니다. 이 점을 분명히 깨닫고 나서 스트레스를 쉽게 해소할 수 있는 방법을 실천해야만 합니다.

한 가지 더 명심해야 할 것은, 스트레스는 원인이 아니라 증상으로, 위험을 드러내는 신호라는 사실입니다.

스트레스가 불러오는 분노와 긴장에 정신없이 막 휩쓸리기보다는 들려오는 스트레스 신호에 조용히 귀를 기울여야 합니다. 내면의 목소리, 몸의 소리에 귀를 기울이라는 말입니다.

우리 몸은 마치 자명종과 같습니다. 때로는 불면으로, 또 때로는 일시적인 복통, 짜증, 우울, 인간관계의 갈등, 감기 등을 통해 인생의 자명종을 울려줍니다.

"주인님, 너무 피곤해요. 좀 쉬었다가 하세요. 너무 욕심 부리지 마세요."

이러한 자명종은 사실은 이전에도 수없이 울렸지만, 그때마다 스스로 그 종을 꺼버렸기 때문에 지금의 암에 걸린 내가 있는 것입니다.

왜 그랬을까요?

자신이 병약했기 때문입니다. 병약한 사람은 타인이 자신에 대해 어떻게 느끼는지에 대한 결정을 다른 사람의 가치와 판단에 의존하는 경향이 있습니다.

타인의 감정은 날마다 달라집니다. 아침저녁으로 변덕이 죽 끓듯 합니다. 그것도 한두 사람도 아닌 모든 사람의 감성에 맞출 수 없는 노릇이지요.

외부로 눈 돌리기, 불안정한 감정, 자기 의심, 눈치, 이런 것들이 나를 병약하게 합니다. 상황은 나를 더욱 힘들게 몰아붙이고, 내 안으로 돌려도 모자랄 에너지를 바깥에다 소진하고 있으니 얼마나 기진맥진하겠습니까?

그러니 이제부터라도 내면의 목소리에 귀 기울이십시오. 그 소리를 들을 수만 있다면 당신은 새롭고 건강한 삶을 누릴 수 있습니다.

내면의 목소리를 듣는 사람은 자기를 존중하는 사람입니다. 건강한 자아로 자기를 긍정적으로 평가하고, 자기에게 동정을 느끼며, 행복을 느끼는 사람입니다.

암 환자의 마음 울타리

이 방면에 대해서 깊이 있게 연구한 사람은 캘리포니아 집단심리치료센터의 공동 소장인 헨리 클라우드(Henry Cloud)와 존 타운센드(John Townsend) 박사입니다. 두 사람이 함께 저술한 책으로 미국에서 7년 연속 베스트셀러가 된 ≪울타리(boundaries)≫ 가 있습니다.

이 책을 보면 사람마다 '자아'라는 집을 짓고 그 안에서 살아갑니다. 그 집 바깥에는 적당한 거리에 둘러친 울타리를 경계로 타인과의 관계가 형성되어 있습니다.

이 비유처럼 인간관계에서도 자기를 보호할 울타리가 필요합니다. '울타리'란 자신의 끝과 타인의 시작이 되는 경계를 의미하는 것으로, 감정적으로든 영적으로든 자기의 집에 꼭 필요한 것입니다.

문제는 타인이 자기의 울타리를 넘어 들어와 뜰을 짓밟고, 허락도 없이 물건을 함부로 만지는 등 보호받아야 할 자기 인격에 상처를 줄 때 일어납니다. 내게 정중하게 제안하는 것이 아니라, 명령조로 "야, 이것 좀 해", 또는 내 시간과 스케줄은 생각지도 않고 "우리 아기 좀 봐줘" 하는 식으로 말입니다.

이렇듯 버릇없이 울타리를 넘어 들어오는 사람은 다른 사람이 아니라 나와 가장 가까이에 있는 주변 사람인 경우가 많습니다. 곧 남편, 친구, 부모, 이웃, 친척이 될 수도 있습니다.

때로는 사람들이 너무 넘나들어 아예 울타리가 다 허물어지고, 집 안에 주인이 있어도 목소리를 내지 못하는 경우도 있습니다. 이런 경우에 처한 사람은 이미 나약한 사람이 되어 "안 돼요, 내 뜰 안으로 함부로 들어오지 마세요" 혹은 "나는 지금 시간이 없어요. 당신의 부탁을 들어드릴 수 없어요"와 같은 거절을 못 합니다.

≪울타리≫의 부제는 〈'예스'라고 해야 할 때 '예스', '노'라고 해야 할 때 '노'라는 말로 당신의 삶을 주장하라(When to Say YES, When to Say NO, To Take Control of Your Life)〉입니다. 암의 별명을 흔히 '남 기쁘게 해주기 병'이라 합니다. 남을 기쁘게 해주는 만큼 자신은 병드는 것이 울타리가 허물어진 사람들의 특성입니다.

외상 후 스트레스 장애(PTSD) 치료의 개척자인 찰스 휘트필드(Charles L. Whitfield)는 "울타리가 허술하면, 타인의 요구와 침범으로 고통과 질병이 찾아온다"라고 했습니다.

이러한 사람은 울타리의 상처가 좀 더 깊어지면, 반대로 다시는 그 누구도 함부로 들어오지 못하게 담장(울타리)을 더 높이 쌓아올리게 됩니다. 그것도 모자라 담장 꼭대기에 철조망까지 치고 삽니다.

이는 바깥의 인간관계가 힘들기 때문에 사람을 경계하고 마침내 마음의 문까지 걸어 잠근 결과입니다. 그러나 이것은 건강한 자아가 아닙니다. 그 울타리 안에서 홀로 고립된 채 외롭게 살아야 하기 때문입니다. 암 환자는 대부분 이러한 상처를 가지고 있습니다.

그렇다면 건강한 자아의 울타리는 과연 어떤 것일까요?

담장의 높이가 눈높이보다 조금 낮게, 바깥에 있는 사람과 안에 있는 자아 사이에 얼마든지 대화가 가능한 울타리가 바로 건강한 울타리입니다.

그리고 집 안으로 들어오려면 반드시 주인의 허락이 있어야 하고, 들어올 때도 반드시 대문을 통해서만 들어오게 해야 합니다. 그 안에 사는 당당한 주인은, 옳고 그름의 판단에 따라 예스와 노를 분명하게 밖으로 표현하는 사람입니다.

브래드셔 브랜든 박사는 "감정은 어린 시절의 경험과 깊은 관련이 있다"고 했습니다.

생각 습관은 성격이 형성되는 과정, 곧 어릴 때의 영향이 큽니다. 어릴 때 하는 마음의 결심은 좋은 것일 수도 나쁜 것일 수도 있습니다. 구별하고 판단할 능력이 없기 때문입니다.

가령 부모가 격렬히 싸우는 모습을 보았을 때 아이는 내면으로 다음과 같은 생각을 합니다.

'엄마 아빠의 싸움은 나 때문이야. 내가 할 수 있는 일은 항상 착한 아이로 있는 것뿐이야. 적대감을 밖으로 드러내지 말아야지.'

때로는 부모가 기분 내키는 대로 학대를 하더라도, 아이는 판단 능력이 없어서 '내가 잘못했고, 나쁜 아이이며, 문제가 있고, 그래서 나는 가치 없는 아이야'라는 잘못된 신념을 마음에 심습니다.

아이는 부모에게 전적으로 의존하기에 부모를 마치 신처럼 전지전능한 존재라 생각합니다. 아이로서는 이렇게 하는 것이 최선의 방법이기에 이 생각은 그대로 굳어지고, 어른이 되어서도 변하지 않습니다. 결국 어른이 되었지만 여전히 '성인아이'로 살아갑니다.

이러한 잘못된 신념의 나무는 무럭무럭 자라나, 아이의 마음에 평생 사라지지 않을 무력감이라는 좋지 못한 나무 그늘을 드리우게 됩니다. 어렸을 때 받은 학대의 자극은 고스란히 심리적으로 각인되어 남습니다.

이후 성인이 되어 다른 스트레스를 받게 되면, 어린 시절에 경험한 기억들과 자신이 해왔던 방식이 이미 프로그램되어 있기 때문에 예전의 방식이 그대로 다시 나타납니다.

비난, 비웃음, 학대, 성폭행 같은 부정적인 아동기의 경험은, 무의식 속에서 낮고 빈약한 자존감의 형태로 각인되어 자동적으로 스트레스 반응으로 나타납니다.

어린 시절에 생긴 이런 마음의 상처는 평생 가고, 어른이 되어서 생기는 신체적 질병에 직접적으로 영향을 줍니다. 이런 잘못된 신념을 교정해주어야 잃어버린 신체적 건강을 회복할 수 있습니다.

건강과 내면의 평화를 위한 전략을 짜기 위해서는 무엇보다 마음(mind)과 신체(body)와 영성(spirit)의 전체론적(holistic)인 접근이 꼭 필요합니다.

스트레스를 받을 때는 자신만의 건강 회복의 사고와 행동, 감정, 신앙 등을 가지고 있어야 합니다.

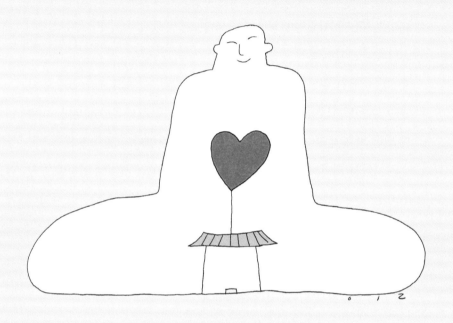

건강한 자아의 울타리는 과연 어떤 것일까요?
담장의 높이가 눈높이보다 조금 낮아서
바깥에 있는 사람과 안에 있는 자아 사이에 얼마든지 대화가 가능한
울타리가 바로 건강한 울타리입니다.

내면의 소리에 귀 기울이는 법을 배우고, 몸에서 올라오는 감각에 집중하며 자기를 인정하고 사랑할 때, 비로소 치유는 시작됩니다.

그리고 보다 더 중요한 것은 '나는 사랑받기 위해 노력할 것이다'와 같은 조건적인 사랑이 아니라, '내가 존재하는 것만으로도 충분히 사랑받을 가치가 있다'와 같은 무조건적인 사랑을 깨닫는 일입니다. 이를 위해서는 신체적·심리적 전략보다는 종교적인 확신이 필요합니다.

심신의학적인 울타리도 필요합니다. 심신의학에서는 암의 원인을 오로지 자기 탓으로 돌려 죄책감을 느끼는 일 따위는 절대 금물입니다. 울타리가 없으면 자칫 "내 말을 따르면 완치할 수 있다"라며 환자를 현혹하는 사기꾼들에게도 속기 쉽습니다. 그런 일을 겪지 않으려면, 건강한 마음을 위해 맹목적인 믿음을 버리고 비판적 자세를 견지하면서, 동시에 새로운 생각을 받아들일 줄 아는 열린 마음을 가져야 합니다.

비판적이면서 열린 마음! 치유와 회복에는 이러한 마음이 무엇보다 중요합니다.

심신의학은 기존의 서양의학을 무시하고 대신하는 대체요법이 아니라, 서양의학의 부족한 부분을 돕는 '보완 의학'입니다. 그리고 몸과 마음과 영혼을 통합하는 '전인 의학'입니다.

심리적 쓰레기(스트레스) 처리하는 방법

스트레스란 과연 무엇입니까? 우리 마음의 울타리 안에 쌓여 있는 쓰레기입니다. 쓰레기를 잘 만드는 사람이 있는가 하면, 잘 만들지 않는 사람이 있습니다. 또 쓰레기를 잘 처리하는 사람이 있는가 하면, 제대로 처리하지 못해 꾹꾹 쌓아두는 사람도 있습니다.

문제는 이 쓰레기를 오랫동안 쌓아두면, 안에서 뒤죽박죽 섞이고 부패하면서 부글부글 끓어올라 불덩어리(화병)가 된다는 점입니다.

이 쓰레기를 밖으로 막 내다버려 집 주변을 더럽히는 사람들이 있습니다. 'A형(Type A) 성격'의 사람들인데, 이들은 심장병이나 뇌질환 같은 순환기 질병에 걸리기 쉽습니다.

반대로 쓰레기를 집 안에 꼭꼭 쌓아두는 사람들이 있습니다. 'C형(Type C) 성격'의 사람들로, 이런 사람들이 암에 잘 걸린다는 사실은 앞에서 말한 바 있습니다.

그렇다면 이 쓰레기를 어떻게 처리하고 어디에 내다버릴 것인가 하는 문제가 남습니다.

우리는 어떤 사건에 대해 '나는 못 해. 능력이 없어'라든가, '어이쿠, 큰일 났네!'와 같이 두려움이나 위협을 느낄 때 스트레스를 받습니다.

이때 뇌에서는 몸을 방어하기 위해 전기 화학적 작용이 일어나는데, 아드레날린, 코티솔, 스테로이드 같은 강력한 뉴로펩티드(신경전달물질)를 방출합니다.

그러나 이러한 물질들이 장기간 빈번하게 방출되면, 신체는 서서히 지치면서 질병의 위험에 노출됩니다. 뿐만 아니라 자극을 받을 때마다 심리적으로도 어린 시절의 경험과 기억들이 되살아나면서 스트레스의 강도는 점점 더 강해집니다.

이러한 악순환의 고리를 차단하려면, 반대로 선순환 구조로 되돌리는 법을 익혀야 합니다. 사람은 비록 자신에게 일어나는 모든 일을 통제할 수는 없더라도 그것에 대한 반응만은 스스로 통제할 수 있습니다.

합리적 정서행동 치료(REBT; Rational Emotive Behavior Therapy)의 대가 앨버트 엘리스(Albert Ellis) 박사는 쓰레기의 양보다 쓰레기의 질이 문제라는 사실을 잘 알고 있었습니다.

똑같은 사건에도 반응의 개인차가 심한 이유는 스트레스를 해석하는 심리적 원인이 다르기 때문입니다. 즉 자극에 대한 과거의 경험, 자기만의 취약성, 잘못된 평가 등 대부분 비합리적 신념이 스트레스 해석에 영향을 끼칩니다. 따라서 비합리적 사고의 틀을 합리적 사고의 틀로 바꿀 수만 있다면, 몸은 당연히 건강 쪽으로 나아갈 것입니다.

이와 관련해 로체스터대 의대의 로버트 아더(Robert Ader) 박사와 미국 국립정신건강연구소(NIMH)의 캔데이스 퍼트(Candace B. Pert) 박사의 연구가 있습니다.

이들은 면역은 자동적으로 조절되는 것이지만, 사람이 의식적으로도 면역을 스스로 조절할 수 있다는 사실을 알아냈습니다. 쥐들을 가지고 실험을 해본 결과 각자 면역체계를 조절할 수 있음이 확인된 것입니다. 이런 성과는 스트레스로 손상된 면역체계를 복원할 수 있다는 점에서, 심신의학적 방법으로 질병 치료가 가능하다는 사실을 증명한 것입니다.

여기서 잠시 상상해봅시다.

눈을 감고 상상해봅시다. 발갛게 익어 떡 벌어진 석류 껍질을 벌립니다. 탱글탱글 윤이 나는 석류 알 20개 정도를 끄집어내서 손바닥 위에 올려놓습니다. 그 석류 알을 한꺼번에 입에 다 털어넣고 나서 천천히 혀로 알맹이들을 느껴보십시오. 이후 어금니로 알맹이들을 한꺼번에 와작 씹어보십시오. 입안에 어떤 현상이 일어났습니까? 침이 막 쏟아나지 않습니까?

우리는 지금 아무것도 먹은 것이 없습니다. 그런데도 석류 알을 상상한 것만으로 몸의 생리는 마치 실제 경험한 것처럼 침으로 반응이 나타납니다.

이 원리와 마찬가지로, 심리적 스트레스를 받을 때 몸에서는 중추신경계, 자율신경계, 내분비계, 면역체계에 직접적이고도 즉각적으로 생리적 반응이 나타납니다.

이러한 몸의 작동 시스템을 아주 쉽게 설명해보겠습니다.

우선 몸이 스트레스를 받으면 오감이라는 감각기관을 통해 정보가 망상체(RAS)로 여과되고, 이것이 시상하부로 메시지를 보냅니다. 그러면 다시 피질에서 이 스트레스가 위협적인지 아닌지를 해석합니다. 해석된 내용은 변연계로 가서 생각과 감정으로 작용합니다.

다시 부신이 이를 위험으로 감지하면 생리적 반응은 둘로 나뉩니다. 하나는 부신수질(adrenal medulla)이 에피네프린(아드레날린)을 분비해 심장 박동 수를 증가시키고 혈관을 수축해, 그 영향으로 갖가지 스트레스 현상이 나타납니다.

또 다른 하나는 부신피질(adrenal cortex)이 코티솔을 분비해 몸의 에너지를 증폭시킵니다. 얼마 후 문제가 해결되면 몸은 항상성이라는 균형 상태로 다시 돌아갑니다.

이제 스트레스성 생리작용이 반복되어 만성화하면 어떻게 되는지에 대해 살펴보겠습니다.

스트레스원이 지속적으로 반복되면 신체에서 쓸 수 있는 에너지인 글루코오스, 지방산, 아미노산이 고갈되고, 신체는 과로 상태가 되어 경고의 자명종을 울리기 시작합니다. 1차로 단백질 공급이 중단되고, 면역체계가 손상되어 쉽게 질병에 감염됩니다.

지방산이 계속 방출되면 죽상경화증(atherosclerosis)을 유발하고, 동맥에 혈전과 염분이 남게 됩니다. 그 결과 자연히 혈압이 상승하기 때문에 고혈압 같은 질병이 생깁니다.

몸에서 경고성 자명종이 계속 울리는데도 불구하고 이 상태가 지속되면 만성적인 순환기질환, 뇌혈관질환, 면역질환, 각종 암이 발생하게 됩니다.

한마디로, 몸은 정직합니다. 몸을 움직이는 것은 안에 있는 마음입니다. 마치 수평선 위로 지나가는 배와 같아서 멀리서 보면 배가 저절로 움직이는 것 같지만, 실은 그 배 안의 조타실에서 선장이 조그마한 키로 배 전체를 움직이고 있는 것과 같습니다.

마음 안에서는 부정적인 생각과 두려움, 분노 같은 감정들이 떠오릅니다. 이런 부정적인 마음의 현상은 몸을 더 연약하게 만들고, 연약해진 몸은 부정적인 마음을 더 크게 만듭니다. 결국 몸과 마음은 순환 사슬처럼 부정이 부정을 부르면서 계속 나쁜 쪽으로 나아갈 뿐입니다.

그러나 부정에서 부정으로 이어지는 악순환 구조를, 긍정에서 긍정으로 이어지는 선순환 구조로 되돌릴 수 있습니다. 이때도 마찬가지로 마음이라는 키가 전체를 움직입니다.

방사선종양학자이자 의사이며, 1970년대 이후 심신의학의 개척자로서 암 치유에 획기적 전기를 마련한 칼 사이몬튼(O. Carl Simonton) 박사는 '암 발생 심신상관 이론 모델'(그림 1 참조)과 '암 제압 심신상관 이론 모델'(그림 2 참조)을 제시했습니다. 이 두 그림은 암의 발생 및 치유 모델로, 환자들도 쉽게 이해할 수 있습니다.

환자라면 이제부터 '과거와 다르게 생각하기'를 연습해 스트레스를 관리해야 합니다. 스트레스를 받으면, 그간 자신이 어떤 식으로 독특하게 스트레스에 반응해왔는지를 되돌아보아야 합니다. 그리고 새로운 행동 대처 기술도 배워야 합니다.

마틴 셀리그만 박사의 '42%의 마음의 힘' 실험을 기억힐 것입니다.

셀리그만 박사는 심리학에서 유명한 '귀인이론'에서 암 환자들의 마음을 다시 분석했습니다. 분석 결과, 대체로 어려운 스트레스 사건 앞에서 네 가지 태도를 보였습니다. 즉 어려운 시험에서 실패하거나 성공했을 때 그들

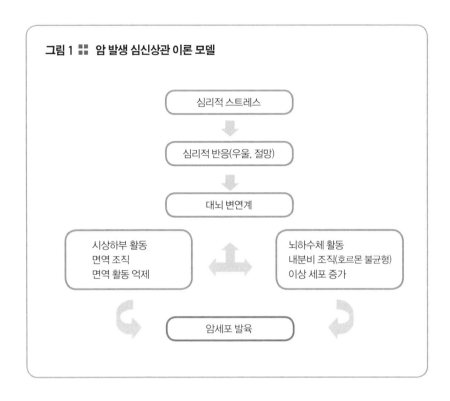

그림 1 :: 암 발생 심신상관 이론 모델

은 '능력', '노력', '운', '과제 난이도' 때문에 그런 결과가 생겼다고 원인을 귀속시켰습니다.

- "나는 원래 머리가 나빠. 내겐 능력이 없어." (능력)
- "내가 노력을 하지 않아서 실패한 거야. 노력하면 돼." (노력)
- "난 능력도 있고 노력도 했지만, 운이 따라주지 않았어." (운)
- "이번 시험 문제는 너무 어려웠어." (과제 난이도)

이렇게 네 가지 귀인으로 변명을 하는 것입니다.

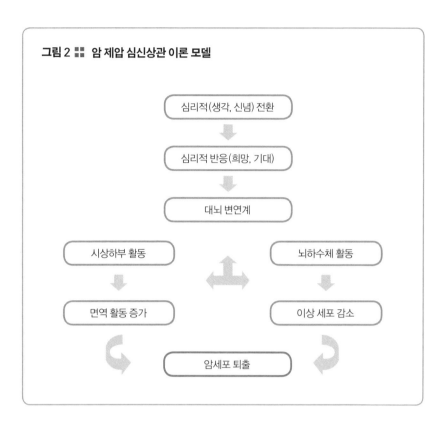

그림 2 :: 암 제압 심신상관 이론 모델

심리적(생각, 신념) 전환

심리적 반응(희망, 기대)

대뇌 변연계

시상하부 활동

뇌하수체 활동

면역 활동 증가

이상 세포 감소

암세포 퇴출

귀인을 다시 분석해보면, 능력이나 노력은 자기 내부의 원인인 반면, 운과 과제 난이도는 자기 외부의 원인임을 알 수 있습니다.

또 이 귀인이론에서 노력 이외의 것, 곧 능력, 운, 과제 난이도 같은 것은 자기가 어떻게 해볼 수 있는 것이 아니라고 보기 때문에 '학습된 무기력'의 원인이 되기도 합니다.

암 환자도 자신의 질병을 어떤 관점에서 보느냐가 중요합니다.

• "내 몸은 원래 건강을 회복할 힘이 있어. 나는 그 힘을 믿어." (능력)

- "노력하면 안 되는 것이 없어. 암도 열심히 치료하면 나을 수 있어."
  (노력)
- "실력 있는 주치의와 심신의학을 알게 되어서 나는 참 운이 좋아."(운)
- "내 병은 나을 수 있어. 암과 싸우지 말고 친구처럼 돌보면 떠나간대."
  (과제 난이도)

당신은 대체로 어떤 태도를 보입니까? 능력, 노력, 운, 과제 난이도 중에서 어떤 점에 취약점을 가지고 있습니까?

마음의 쓰레기를 효율적으로 처리하는 방법은 크게 세 가지가 있습니다.

첫째, '자기 효능감(self-efficacy)'입니다. "나는 이것을 해결할 수 있어"라는 말처럼, 특정 문제에 대해 자신의 능력을 믿는 것입니다.

가령 뱀 공포를 심하게 느끼는 사람을 도울 때는 '체계적 둔감법'을 적용합니다. 처음에는 장난감 뱀을 만져보기, 다음에는 영상으로 뱀을 보기, 그 다음은 멀리서부터 점점 가까이 뱀을 보기 같은 방법을 적용하는 것입니다. 이 경우 자기 효능감이 높을수록 심장박동 수가 줄어들고, 문제를 잘 극복하며, 면역 기능이 높아지고, 코티솔 분비도 상당히 줄어듭니다. 그러니 자기 효능감이 높을수록 암에서 빨리 회복되는 것도 당연한 일입니다.

둘째, 낙관주의(optimism)입니다. 큰 문제를 작게 보고, 나쁜 사건도 단지 일시적인 것으로 여기는 마음입니다.

즉 언젠가는 빛나는 날이 올 것이라는 믿음의 눈을 갖는 것입니다. 낙관주의자는 염세주의자보다 면역 기능이 높은데, 실제로도 암 환자들 가운데 낙관주의자가 염세주의자보다 월등히 오래 생존합니다.

셋째, '희망(hope)'입니다.

단순히 입으로만 "모든 게 잘될 거야"라고 말하더라도 '절망감'보다는 훨씬 낫습니다. 참된 희망이란 '목적을 달성하기 위해 개인의 결단과 계획을 세우는 능력'입니다.

자궁경부암일까 의심되는 세포를 떼어내고 검사(pap smear) 결과를 기다리는 여성들을 대상으로 절망감과 희망감을 알아보는 설문조사를 했습니다. 놀랍게도 절망감에 빠진 여성들에서 암 조직 양성 반응이 68% 나왔지만, 희망감이 높은 여성들에서는 31%로 나타났습니다.

이제 몸에서 올라오는 혼란한 메시지, 즉 심리적 쓰레기를 처리하는 심신의학적 기법 몇 가지를 소개하겠습니다.

일반적으로 면역을 높이기 위한 수단이라고 하면 먼저 약물을 떠올립니다. 그러나 약물은 독에 가깝습니다. 약물을 쓰는 것은 마치 일회용 반창고를 붙이는 것과 같습니다. 대부분의 약물에는 금단증세, 불안과 불면증, 신체 부전, 면역 저하와 같은 부작용이 뒤따릅니다. 이런 약물은 증상만 잠깐 조절할 뿐입니다.

'일회용 반창고 같은 역할'이라는 말은, 약물이 증상의 원인을 다루지도 못하고 다룰 수도 없다는 말입니다. 예를 들어 해열제, 소화제, 진통제, 신경 안정제와 같은 약물들은 증상 완화 효과만 있을 뿐, 열이 나거나 아프거나 또는 불안한 증상의 궁극적 원인은 알지도 제거하지도 못합니다.

스트레스로 발생하는 질환을 근본적으로 치료하는 약물은 없습니다.

흥미로운 것은, 약(藥)을 영어로 '메디신(medicine)'이라 하는데, 명상(冥想)은 '메디테이션(meditation)'으로 부른다는 것입니다. 둘의 어근이 같은 것으로 미루어, 명상이나 묵상도 약물과 관련되어 있다는 것을 쉽게 짐작할 수 있습니다.

명상은 바로 '마음의 약'입니다. 이 마음의 약은 금단증세나 불안과 불면증, 면역 저하와 같은 부작용이 전혀 없습니다.

최근에는 마음 – 몸 – 영성의 통합적 치료 전략으로 '명상'과 '기도'의 효과가 인정받기 시작했습니다. 지금 미국에서는 마음챙김 명상법(MBSR)이나 딘 오니시(Dean M. Ornish) 박사의 통합 프로그램에 참여하는 사람에게도 의료보험이 적용되고 있습니다.

이외의 치료 접근 방법에는 집단치료, 명상법, 이완 명상법, 바이오피드백, 최면, 심신 유도 기법, 행동 수정, 뉴로피드백, 인지적 재구성, 개인 심리치료 등이 있습니다.

하버드대를 위시해 예일대, 스탠퍼드대, UCLA, 듀크대 등 미국의 21개 대학병원에서 현재 이 프로그램을 진행하고 있습니다. 그 가운데 대표적인 몇 가지 방법을 소개하면 다음과 같습니다.

명상과 이완 훈련법

하버드대 의대 심신의학과 교수인 허버트 벤슨 박사를 중심으로 연구 개발된 훈련법입니다. 벤슨 박사는 1975년에 초월명상(TM; Transcendental Meditation)을 연습하는 동안 신진대사, 심장박동, 혈압, 호흡률, 혈액 내 젖산 및 근육 긴장 감소 등 생리적 변화에 효과가 있음을 알게 되었습니다.

뿐만 아니라 명상을 할 때 각종 악성종양(암질환)과 AIDS에도 효과가 있는 것으로 나타났습니다. 불면증은 75% 완치에 25% 호전을 보였고, 그밖에 의학적 증상의 완화, 불안·우울·적개심 같은 심리적 문제 개선, 건강 관련 생활 태도 향상 등 여러 방면에서 큰 변화가 나타났습니다.

이후 2,000건 이상의 연구 결과를 통해 '이완 반응 명상법'이 심신 치료에 탁월한 효과가 있음이 입증되었습니다. 최근에는 '브레이크아웃'이라는, 과학적인 기도를 통한 놀라운 치료 결과가 밝혀지기도 했습니다.

매사추세츠대 의료원의 존 카밧진 박사도 1979년부터 불교적인 명상법을 의료에 적용한 스트레스 경감 클리닉(MBSR: 마음챙김 명상법)을 운영하고 있습니다. 이곳에 참여한 다양한 질환자 집단을 중심으로 8주 동안 명상과 요가, 그리고 호흡법 훈련을 합니다.

이 두 가지 프로그램은 지금 세계적으로 빠르게 확산되고 있습니다.

심상 유도 기법

방사선과 의사이자 암 치유 전문가인 칼 사이몬튼 박사와 부인 스테파니 박사가 암 치료에 효과가 있다는 사실을 알고, 1970년대 초부터 의료에 적용한 기법입니다.

이 기법의 핵심은 긍정적 심상(mental imagery)을 이용하는 것입니다. 가령 몸속의 면역세포가 암세포를 물어 죽이는 장면을 심상으로 그리게 합니다. 이러한 시각화(visualization)는 성공적인 암 치료 같은 개인적 목표치를 정해두고 마음에 심상을 그릴 때 실질적인 효과가 나타납니다. 이 심상 유도 기법에는 영양요법, 긍정적 태도 훈련 등이 포함됩니다.

연구 결과, 이 기법을 훈련받은 환자들은 의학적 치료만 받은 환자들보다 평균 2배 오래 사는 것으로 나타났습니다. 또 여기에 점진적 이완법을 병용하면 면역세포가 월등하게 증가하며, 헤르페스바이러스 통세 능력도 향상된다는 놀라운 사실이 밝혀졌습니다.

인지치료

아론 벡(Aaron T. Beck) 박사의 대표적 치료법으로, 우울과 불안 같은 다양한 심리적 장애 환자에게 효과적인 치료법입니다. 이 인지치료는 환자 자신의 생각이 얼마나 왜곡되어 있는지를 인식시킨 후, 보다 객관적이고 긍정적인 생각으로 대치하는 데 도움을 줍니다.

임상 결과 불안증, 공황 장애의 경우 약물치료만 했을 때는 2개월 이내에 70~80%의 재발률을 보였지만, 약물치료 없이 인지치료만 했을 때는 2년이 지난 뒤에도 재발률이 거의 0%로 나타났습니다.

전체론적 접근 치료

캘리포니아대 의대 통합의학센터 설립자이자 빌 클린턴 대통령의 주치의이기도 했던 딘 오니시(Dean M. Ornish) 박사가 하는 프로그램입니다. 그는 약물이나 수술 없이 생활방식이나 습관을 바꾸기만 해도 심각한 심장질환을 치유할 수 있다는 사실을 과학적으로 증명한 최초의 인물입니다. 방법은 지방 섭취 10% 제한하기, 금연, 흥분제제 사용 금지, 요가, 명상, 호흡 훈련, 심상법, 걷기, 집단 지원 모두를 포함합니다.

이 프로그램 참가자는 첫째 주부터 효과를 보기 시작하는데, 연구 결과 프로그램이 끝날 무렵에는 82%의 환자에서 평균 5.3%의 동맥경화 증상이 감소하는 효과가 나타났습니다. 약물도 수술도 없이 좁아진 혈관 벽을 5.3% 넓혔다는 것은 엄청난 일입니다. 이 프로그램은 지금 미국 전역의 병원에서 활용하고 있습니다.

전체론적 접근 치료의 또 다른 방법으로 마이클 앤서니 박사의 10주간 프로그램이 있습니다. AIDS 환자 집단을 지원하는 프로그램으로 감정 표현, 인지의 재구조화, 자기주장 훈련, 스트레스 교육, 호흡법, 이완법, 심상법 등을 가르칩니다. 이 방법을 적용했더니 면역 기능이 향상되고, 질병의 진행 속도가 크게 약해지거나 멈추는 것을 볼 수 있었습니다.

몸은 말하고 있다,
암 발생 부위별 성격과의 연관성

몸에 나타나는 증상(symptom)은 마음의 상징(symbol)에서 나옵니다.

어원학적으로 상징은 '함께 던지다'라는 뜻이고, 증상은 '함께 떨어진다'는 뜻입니다. 마음의 '상징'은 능동태이고, 몸의 '증상'은 수동태입니다. 몸은 마치 말과 같아서 마부가 지시하는 대로 움직입니다. 그러므로 우리는 수동적 몸의 증상을 제거하기에 앞서, 능동적 마음의 상징을 먼저 읽을 수 있어야 합니다. 또 마음의 상징을 읽기 위해서는, 왜 몸에 이런 증상이 나타났는지를 알려주는 몸의 메시지에 귀를 기울여야 합니다.

노먼 브라운(Norman Oliver Brown)은 저서 ≪사랑의 몸(Love's Body)≫에서 "언제나 조용히 말하고 있는 것은 우리 몸이다"라고 말합니다.

그러면 몸의 소리는 어떻게 들어야 할까요?

조용한 몸의 말을 듣는 것은 문자 그대로 귀가 아니고, 청진기나 CAT-스캔(CAT 스캐너에 의한 컴퓨터 X선 단층 촬영) 같은 기구는 더더욱 아닙니다. 몸의 소리를 듣는 그것은 일찍이 발명된 어떤 기구보다 더 예민하고 감지력이 뛰어납니다. 우리 속에 있는 '마음의 상징'이 바로 그것입니다.

그러면 이제 몸의 증상을 통해 마음의 상징이 어떻게 나타나는지를 알아보겠습니다.

사람은 자기 내면이 참으로 허약하다는 사실을 무의식적으로 알고 있습니다. 그래서 자기의 약점을 감추고자 '방어기제(defense mechanism)'로 이를 가립니다. 대표적인 방어기제로는 흔히 일컫는 '삼척동자(?)'가 있습니다. '있는 척!', '배운 척!', '잘난 척!' 하는 것이지요.

이러한 방어기제는 최초의 인간 아담이 죄를 지은 뒤 나뭇잎으로 자신의 부끄러운 곳을 가린 것과 다르지 않습니다. 사람의 겉모습은 그럴듯할지 몰라도 속사람은 참으로 약하고 부끄럽기 짝이 없습니다.

자신의 약점과 부끄러움을 가리기 위해서 자연스럽게 겉모습에 치중하지만, 결국 부끄러운 속은 억눌러버리기에 더 많은 에너지를 고갈시키게 됩니다. 자신의 약점을 가린다는 것은 굉장한 스트레스입니다.

몸을 억누를 때 몸에서 질병이 생기게 하는 두 가지 마음의 독소가 있습니다. 하나는 '분노'이고, 다른 하나는 '두려움'입니다.

분노는 참을성이 없고 짜증을 내며, 좌절하고 비판하며, 적개심을 보이고 질투합니다.

두려움은 긴장하고 불안해하며, 걱정하고 의심하며, 안정감을 느끼지 못하며, 자신이 가치 없다고 느낍니다.

분노는 과거에 묶여 있고, 두려움은 미래에 묶여 있습니다.

과거는 이미 지나가 돌이킬 수 없는 것이고, 미래는 아직 오지도 않은 비현실적인 것입니다. 그러므로 과거와 미래에 묶여 산다는 것은 참으로 어리석은 일입니다. 우리가 사는 것은 바로 '지금, 여기'이기 때문입니다.

지금 여기에서 과거의 잘못된 생활습관과 마음의 상처를 알아차려야 합니다. 그다음은 마음을 위해 무거운 짐을 내려놓고, 몸을 위해 좀 쉬고 영양을 보충해야 합니다. 이럴 때 모든 신체 조직이 서서히 정상적으로 작동하게 됩니다.

그러나 그렇게 하기가 쉽지 않습니다. 우리는 과거의 습관에 익숙해져 있습니다. 우리 몸도 남아 있는 에너지를 전적으로 가동해야 하고, 교감신경이 오랫동안 대사를 긴장시키다 보니 부교감신경이 억제되어 몸의 느낌이 무뎌져 있습니다. 몸의 소리가 수많은 잡음에 둘러싸여 잘 들리지 않습니다.

그럼에도 우리는 작은 것부터 하나씩 하나씩 몸의 소리를 듣는 연습을 해야 합니다.

몸의 소리를 들으려면, 몸에서 올라오는 소리를 '바디스캔'하면서 대화를 시도하십시오.

"너 어쩌다 이렇게까지 되었니?"

"주인님, 미안해요. 갈 데가 없어서 이렇게 되었어요."

속사람은 인정받고 싶고 예뻐지고 싶은데, 겉에서 못하게 하고 싶은 것을 하라고 명령합니다. 속에서 올라오는 몸의 소리를 들으면 어느 정도 화해가 필요하다는 사실을 알게 됩니다.

암 증상과 비슷하게 나타나는 몸의 소리는 크게 일곱 가지입니다.

첫째, 알레르기입니다.

가장 원시적인 반응으로, 작은 변화에도 지나치게 자기를 방어합니다. 알레르기의 성격은 자기주장이 약하고 강하고가 없습니다. 평소엔 늘 눌려 있다가도 약간의 변화만 있으면 깜짝 놀라 신체적 공황 장애를 일으킵니다. 옛날 살기 힘들 때는 모르고 지내다가, 조금 편해지고 살 만하니까 나타납니다. 콧물로 또는 피부 두드러기로 나타납니다. 마치 외국인 관광객을 간첩인 줄 착각하고 과잉 대응하는 것과 같습니다.

둘째, 자가면역입니다.

비유하자면 선량한 백성이나 학생을 간첩인 줄 알고 마구 때리는 것과 같습니다. 면역이 유전자의 단백질 순서가 조금 다르다고 자기를 때립니다. 신체 완벽주의, 신체 강박장애라 할 만큼 자기를 완벽하게 생각합니다. 류머티즘, 루푸스, 혈관염 등 자가면역질환이 여기에 해당합니다.

셋째, 가장 완벽하게 자기를 억압합니다.

암은 완벽하게 자기를 억압하는 성격으로, 흔히 '출구 없는(no exit)' 성격으로 부릅니다. 자기 억압에는 성공했지만 정체성은 없어졌습니다. 즉 자기는 없고 남을 위해 살아갑니다. 암 환자의 성격과 우울증 환자의 성격이 비슷한 것도 이 때문입니다. 자기가 없으니 바닥까지 내려간 신체 세포가 어느 날 결국 폭발하는 것이 당연한 일입니다. 내 몸 안에 내가 아닌 암이 들어와 앉았는데도 자기가 없기 때문에 재채기, 콧물 같은 반응을 하지 않고도 20여 년을 지낼 수 있는 것입니다. 내가 주인인지 손님인지도 모른 채 신체적 정체성을 잃고 살아온 것이지요.

정체성을 잃으면 먹어도 먹어도 허전하고 배가 고픕니다. 암 환자들은 대체로 과식하는 사람이 많습니다. 욕구를 억제하기 때문에 공복감이 생기지만, 동시에 먹으면 먹을수록 죄의식도 작동해 마음이 쓰립니다.

내면에서 억누르는 소리를 자꾸 듣다 보니 자기를 희생하는 억압적 성격으로 고착되고, 몸은 음식을 받아들이지 못해 소화불량과 설사를 자주 겪게 됩니다. 이러한 성격의 소유자는 '위암'에 걸릴 확률이 높습니다.

넷째, 완벽한 집착입니다.

억압과는 반대로 무언가에 집착하는 것입니다. 내려놓아야 할 것을 끈덕지게 붙잡고 집착합니다. 자기 원칙을 가지고 '이래야 한다'고 고집하는 완벽주의적 성격입니다. 이런 사람은 설사로 내보내려는 것이 아니라, 일부러 변비로 붙잡아두고 집착합니다.

정신분석에서 보면, 과민대장증후군의 성격은 화를 냈다가 죄책감에 빠졌다가를 반복합니다. 이와 마찬가지로 집착이 강한 성격은 내면의 갈등이 자율신경계에 그대로 나타나서 변비와 설사를 반복합니다. 이러한 성격의 소유자는 '대장암'과 깊은 관계가 있습니다.

다섯째, 스트레스로 가슴에 영향을 줍니다.

속이 답답하고 숨 쉬기가 힘들며, 부정맥으로 가슴이 뜁니다. 마치 수증기나 연기에 갇혀 있는 사람처럼 불안감에 사로잡히고, 공황 장애 같은 패닉 현상이 일어납니다. 이런 성격은 '심혈관질환'이 많습니다.

여섯째, 성적 욕망에 예민하게 반응합니다.

최근 세계적으로 전립선암과 유방암 환자가 급속도로 늘고 있는데, 이는 성호르몬과 관계가 있습니다. 이들은 자신의 성적 욕망에 예민하게 반응하며, 억압당해 눌려 있는 스트레스 속에서 살아갑니다. 억압할수록 에너지가 더 많이 올라오지만, 사용하지 않기 때문에 더욱 과잉되게 나타납니다. 자연스럽게 분출해야 하는데 억압되어 있으니 결국 고인 것이 상할 수밖에요. '전립선암'과 '유방암'은 이러한 심리적 원인과 관계가 깊습니다.

일곱째, 뇌를 너무 많이 사용합니다.
뇌를 지나치게 많이 사용하는 사람은 용량이 초과되어 과부하가 일어납니다. 열이 나고 머리가 아프기 시작합니다. 이런 사람은 '뇌종양'과 관련이 있는 것으로 보입니다.

왜 하필이면 암이라도 위, 간, 폐, 대장, 뇌 등 각종 부위에 생기는 것일까요? 이에 대해서는 암 발생 부위에 따라 사람의 성격과 관계가 있을 것으로 보고, 지금도 연구가 계속되고 있습니다.

몸은 마음의 소리를 듣고 있습니다. 몸의 세포는 눈치가 백단입니다. 이제 우리 마음은 스스로 주인 의식을 회복해야 합니다. 잃어버린 세월을 돌이켜보고, 몸의 신호와 감정의 신호를 들여다봐서 자기를 찾아야 합니다.
당신이 무의식적으로 억누르고 덮어버린 곳, 더 깊은 곳에는 당신이 알지 못하는 엄청난 보물이 숨겨져 있습니다. 당신의 몸 안에는 이미 최고의 명의 '화타'가 숨어 있습니다.
몸과 마음은 거의 무의식적으로 항상 의사소통을 하고 있습니다. 몸에서 올라오는 소리를 들어보십시오.

의사가 환자에게 물어보아도 참된 말을 들을 수 없습니다. 왜냐하면 의식에서 나오는 말은 표면적으로 자신을 위장하느라 연기하는 말일 뿐이고, 진짜는 무의식 속에서 올라오는 말이기 때문입니다.

한 남자가 자기 집 앞 가로등 아래서 웅크리고 열쇠를 찾고 있었습니다.

길을 가다가 도와주려는 사람이 물었습니다.

"열쇠를 대충 어디쯤에 떨어뜨렸습니까?"

남자는 대답했습니다.

"집 안에다요."

도와주려던 사람이 다시 물었습니다.

"그러면 왜 밖에서 찾고 있는 거요?"

다시 남자가 말했습니다.

"집 안은 어두우니까요."

사람은 의식적으로 밝은 곳을 찾게 되지만, 열쇠는 무의식 속 어두운 곳에 있습니다. 내면 어두운 곳에 밝은 빛을 비춰보아야 합니다. 이 불빛이 건강으로 가는 당신의 길을 환히 비춰줄 것입니다. 치료할 수 없는 병은 없습니다. 단지 치료할 수 없는 인간이 있을 뿐이지요.

뇌를 연구한 결과, 생각은 천분의 몇 초도 되지 않는 속도로 몸 안의 모든 세포에 전달된다고 합니다. 이처럼 주인의 생각을 가장 빨리 알아차리는 것은 바로 몸의 세포입니다. 내 생각−감정−행동(知−情−義)은 어린 시절부터 학습된 결과입니다. 태어나서 다섯 살이 될 때까지 2만 시간 동안,

부모의 목소리가 '녹음테이프'에 차곡차곡 저장됩니다.

이때 녹음된 소리는 평생의 자기개념(self-concept)이 되어, 자기 가치감, 자기 사랑, 자기 존중 같은 아름다운 목소리로 저장될 수 있습니다.

'자기 가치감'이란, 자기를 타인과 동등한 존재로서 행복할 가치가 있는 존재임을 스스로 느끼는 것입니다. '자기 사랑'은 자기에게 동정을 느끼는 선천적 능력이고, '자기 존중'은 스스로 유능하며 적절한 결단을 내릴 수 있는 자신감입니다.

모리스 와그너(Maurice Wagner) 박사는 소속감, 가치감, 자신감 이 세 가지야말로 '건강한 자아의 요소'라고 했습니다.

반대로 녹음테이프에 부모의 시끄러운 잡음이 저장될 수도 있습니다. 아이는 이 시끄러운 소리로 괴로워하다가 마침내 너무 많이 들어 익숙해져서, 이제는 시끄러운 잡음인 줄도 모르고 살아가게 됩니다.

- "화내거나 울지 마!"
- "내가 시키는 대로 하고, 말대꾸하지 마!"
- "너는 어째 그 모양이니. 옆집 재 좀 본받아라."
- "엄마 아빠는 너를 위해 희생하며 살았어."
- "우리는 네가 남자(여자)이길 원했어."
- "나는 정말 네가 없으면 좋겠다."

이런 부정적인 소리는 '부정적 자기'를 만들고 소속감, 가치감, 자신감이 없는 허약한 사람으로 만듭니다.

불안한 자기는 항상 불안감 속에서 살기 때문에, 이따금 행복이 느껴질 때조차도 잠깐 머물다 떠나버릴 것 같고, "이런 행복은 내게 맞지 않아"라며 '행복 불안'에 빠지게 됩니다.

어떤 중년 남자가 실직으로 인해 이혼을 당했습니다. 남자의 글에는 '내 안에 텅 빈 곳이 있는데, 그 자리를 채우려고 암이 자라났다'라는 말이 적혀 있었습니다.

이와 같이 사람의 마음은 대체로 질병의 두려움에 맞서기보다, 그 두려움을 숨기기 위해 질병 뒤에 숨는 경향이 있습니다. 마음이 허위의 가면을 쓰고 깊은 곳에 숨어 있는 것입니다. 치료를 위해 가장 좋지 않은 상황이 바로 마음이 허위의 가면 뒤에 꼭꼭 숨는 것입니다.

미국의 심리학자 앨 시버트(Al Siebert) 박사는 "암에서 완치된 사람은 양면적 성격을 갖고 있는 역설적인 사람이다. 곧 진지하면서도 장난스럽고, 거칠면서도 차분하고, 논리적이면서도 직선적이고, 근면하면서도 게으르고, 근심하면서도 공격적이고, 내향적이면서도 외향적인 사람"이라고 했습니다.

이처럼 양면적인 사람이 어떤 사람인지 여러분은 알 수 있습니까?

이들은 융통성이 있어서 내면의 자원을 폭넓게 끌어내는 사람입니다. 시버트 박사는 이런 성품은 학습할 수 있다고 말합니다. 성장을 위한 학습 지침은 다음과 같습니다.

- 즐거운 아이같이 장난기 발휘하기
- 걱정을 잊은 채, 호기심을 갖고 한 곳에 몰두하기

- 비판하지 않는 태도로 실수도 하기
- 자신과 대화를 나누며, 실수를 받아들이는 개방적 태도 갖기

미국의 유명한 심리학자 윌리엄 제임스(William James)는 "사람들은 대부분 자기가 만든 제약 속에 살고 있다. 이제부터 감정에 솔직해지고, 연기는 그만두어라. 삶에서 자기에게 맞는 부분을 찾아내라"고 말했습니다.

그래서 그는 환자에게 '자기 보살핌'을 위해 죄의식을 느끼지 않고 "No! 아니오!"라고 말하는 법을 가르칩니다.

어떤 환자는 "전화벨이 울렸는데 처음으로 받지 않고 그냥 나왔어요"라고 자랑합니다. 남편에게 용기를 내서 "여보, 나는 지금 암과 싸우고 있어. 그러니 당신의 요구를 더 이상 받아주지 않겠어요"라고 말합니다.

이것이 암 환자에게 필요한 '자기 보살핌'입니다.

암 환자 중 의사에게 고분고분하지 않고 태도가 불량한 사람, 곧 골치 아픈 환자가 오히려 활발한 면역체계를 갖추고 오래도록 살아갑니다. 다시 말해 '나쁜 환자'가 가장 '좋은 환자'입니다. 실제로도 성자처럼 살아가면서 자신의 병을 치료하기란 몹시 어렵습니다.

몸은 말하고 있습니다. 몸에서 올라오는 소리를 들을 수 있도록 귀를 열어두십시오.

병을 낫게 하는 영성의 힘

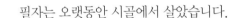 필자는 오랫동안 시골에서 살았습니다.

한번씩 읍내 개인병원에 가보면, 문을 여는 아침 9시 이전부터 시골 노인들이 병원 문 앞에서 줄을 서서 기다리고 있었습니다. 병원에 웬 노인들이 이렇게 많으냐고 물어보면, 이 분들은 날마다 병원을 찾는다고 합니다. "의사 선생님, 여기도 아프고요, 저기도 아파요"라고 말하면서 갖가지 치료를 받고서야 돌아갑니다.

의사는 노인들이 올 때마다 아프다고 약을 처방해주면, 몸에 내성이 생겨 더 이상 약 효과를 볼 수 없다는 사실을 알고 있습니다. 이 때문에 의사는 노인들이 찾아올 때마다 아프다는 다리를 한 번씩 주물러주고(?) '가짜약(캡슐에 넣은 영양제)'을 처방할 수밖에 없는 것입니다.

그런데 놀라운 것은 이 가짜 약을 먹고도 통증이 거짓말처럼 사라진다는 사실입니다. 의사 선생님이 다리를 한 번씩 주물러주어서인지, 아니면 약을 먹었다는 믿음 때문인지는 몰라도, 어쨌든 환자들의 마음에 믿음이 작용한 것만은 분명한 사실입니다.

이러한 가짜 약 효과를 의학 용어로 '플라세보 효과'라고 합니다. 실험에 의하면 플라세보 효과는 실제 약 효과에 버금가는 정도의 효과를 발휘합니다.

프로그램을 통해서 암이 사라진 어느 분이 필자에게 이런 말을 했습니다. "말씀대로 백 살까지 살기로 마음먹고 모든 걱정을 하나님께 맡겼죠. 그랬더니 암이 말끔히 사라졌어요."

가짜 약에 대한 믿음이 놀라울 정도인데, 실제로 절대자에 대한 믿음과 손길을 경험하면 기적 같은 일이 당연히 일어날 수밖에 없습니다. 최근 영성(spirituality)에 대한 관심이 폭발적으로 일어나고 있는 것도 이와 무관하지 않습니다.

과학적으로 측정하기 어려운 영성과 관련된 문제이기는 하지만, 최근 이를 극복하려는 많은 연구가 이미 이루어졌고, 또 진행되고 있습니다. 연구 결과 종교적 신앙이 환자에게 미치는 영향은 97%나 된다고 합니다.

영성이란 과연 무엇일까요?

가장 추상적이고 보이지 않는 세계인지라 그에 대한 정의도 참으로 다양합니다. 하지만 많은 정의 가운데서도 공통적인 부분을 정리해보면, 영성은 '자신이 타인과 자연 세계, 그리고 신성한 힘(divine power)과 맺고 있는 관계'로 정의할 수 있습니다.

독일 철학자 막스 셸러(Max Scheler)는 "광물은 물질적 존재이고, 식물은 물질과 생명을 지닌 존재이며, 동물은 물질과 생명과 정신을 지닌 존재이고, 마지막으로 인간은 물질과 생명과 정신과 영혼 모두를 지닌 존재이다"

라고 했습니다.

즉 식물과 동물 그리고 사람을 단순 비교해보면, 식물의 특질은 생명(life)에 있고, 동물의 특질은 생각(mind)에 있으며, 사람의 특질은 영성(spirituality)에 있다는 것입니다.

이스라엘의 랍비요, 유명한 사상가인 마틴 부버(Martin Buber)도 "인간에게는 세 가지 큰 만남이 있다"고 했습니다. 첫째는 사람과 자연의 만남이고, 둘째는 사람과 사람의 만남이고, 셋째는 사람과 신의 만남입니다.

만남의 방법에는 '나와 너(I-You)'의 만남이 될 수도 있고, '나와 그것(I-It)'의 만남이 될 수도 있습니다. '나와 너'의 만남은 동등한 만남으로, 순수한 네가 있어서 내가 존재하는 '인격적인 만남'입니다. 하지만 '나와 그것'의 만남은 불평등한 만남으로, 너를 이용하는 '비인격적인 만남'입니다.

사람 사이의 만남이 인격적인 만남인지 아니면 이용하는 만남인지는 몇 번만 만나보면 압니다. 인격적인 만남은 오래오래 지속됩니다. 하지만 비인격적인 만남은 '아, 날 이용하려 하는구나'라는 사실을 알아채면서 그 관계가 금방 깨지고 맙니다.

인격적인 관계인지 비인격적인 관계인지는 자연과의 만남에서도 그대로 드러납니다. 내 주변의 수많은 대상을 사랑과 애정으로 바라보면 모두가 나와 연결되어 있음을 알 수 있습니다. 집, 책상, 시계, 풀 한 포기, 참새, 시냇물 등등.

마틴 부버가 하루는 숲속에서 나무를 향해 "나무야, 하나님이 계신다는 사실을 좀 믿어다오"라고 말했답니다. 그랬더니 마음속으로 나무의 소리가 들려왔습니다.

"너나 잘 믿어!"

우리는 사람과 교감하듯 자연과도 교감할 수 있습니다. 이 신비로운 자연의 소리를 듣는 것이 영성이고, 영성이 높은 사람일수록 인격적이고 관계가 좋은 사람입니다.

'신성한 힘(divine power)'은 절대자 하나님과의 관계에서도 동일하게 나타납니다.

어떤 신자는 금식기도를 하며 다른 노력은 하지도 않고 성공하게 해달라고만 합니다. 또 어떤 불자는 100일 동안 절하고 기도하면서 아들을 시험에 합격시켜달라고 빕니다.

신앙심이 두텁다는 사람 가운데도 이런 이들이 많습니다. 이런 기도는 절대자를 믿는 것이 아니라 자기를 믿는 것이지요. 이런 사람은 하나님을 의지하는 것이 아니라 자기가 주인 노릇을 하는 사람입니다. 자기는 조금도 바뀌지 않으려고 하면서 오히려 절대자 하나님을 종처럼 부려먹으려 하는 사람입니다.

주객이 전도되어도 한참이나 전도되었습니다. 도저히 절대자와는 인격적 만남이 이루어질 수 없지요. 이런 사람은 겉으로는 신앙심이 있는 것처럼 보이지만, 실제로는 사회에서도 많은 문제를 일으키는 사람입니다.

살못된 종교적 신념은 오히려 치료에 나쁜 영향을 줄 수도 있습니다.

예를 들면 '이승의 삶은 덧없는 것'이라며 허무주의나 운명 예정설에 빠지는 것과 같은 경우입니다. '하나님이 벌로 내게 병을 내렸다'는 식의 죄책감도 치유에 아무런 도움이 되지 않습니다.

반대로 올바른 종교적 신념이 있으면 '나는 혼자가 아니라 모든 것과 연결되어 있으며, 삶에는 목적이 있고, 영혼은 영원히 죽지 않는다'는 믿음을 갖게 됩니다. 불완전한 세상에서 평화와 행복을 찾고, 자신이 비록 완전하지 못하더라도 받아들일 만하다고 느낍니다. 삶은 서로 믿고, 용서하고, 사랑하며 사는 것입니다.

여기서 종교와 영성의 차이가 생겨납니다. 외견상 종교에 독실해도 실제로 영적이지 못한 경우도 있음을 알아야 합니다. 영성의 핵심은 관계입니다. 바로 나와 너의 인격적인 관계이지요.

매슬로(Abraham H. Maslow) 박사는 '욕구 위계이론(욕구 단계론)'으로 유명합니다.

프로이트는 인간이 무의식적으로 성적이고 이기적임을 주장한 반면, 매슬로는 인간이 이기적인 것은 배가 고파서이기 때문이고, 배고픔이 해결되면 더 성숙한 욕구로 나아간다고 했습니다.

매슬로의 욕구 위계이론에 따르면, 가장 낮은 단계인 의식주 같은 생존 욕구가 해결되면 점차 둘째 단계인 건강과 안전 욕구, 셋째 단계인 소속과 사랑의 욕구, 넷째 단계인 능력 인정의 욕구, 그리고 마지막 절정 단계인 자아실현의 욕구로 나아갑니다. 마지막 자아실현은 진선미와 같은 지고선의 영적 욕구입니다. 진(眞)은 학문의 영역이고, 선(善)은 종교, 그리고 미(美)는 예술로 절정을 경험합니다.

보통 10%의 사람이 영적 단계를 경험하는데, 이들에게서는 인격의 성장, 지혜의 확장, 창의력의 발달, 열정, 황홀경, 평온감, 심리적 자유, 사심 없는 대인관계, 자아 초월, 성격 변화, 이타적 사랑 등과 같은 공통점이 나

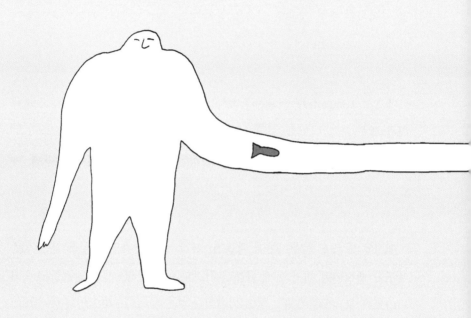

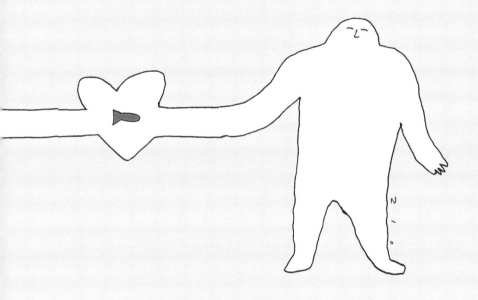

영성의 핵심은 관계입니다. 바로 나와 너의 인격적인 관계이지요.
영적 깨달음의 기쁨과 황홀감을 경험한 사람은
더욱 건강해지고, 현명해지며, 풍부해지고, 강해지며, 성숙해집니다.

타납니다.

그러나 인간은 '안전'과 '성장'이라는 두 힘의 지배를 받으며 평생을 살아갑니다. 의존과 독립, 후퇴와 전진, 미성숙과 성숙 사이에서 어느 하나를 선택하며 사는 것이지요.

인간은 성장의 기쁨도 누리지만, 동시에 산재한 불안 요소들과 맞닥뜨리고 이를 이겨내면서 앞으로 나아가게 됩니다. 마치 걸음마 단계에 접어든 아기가 가장 안전한 엄마의 무릎에서 벗어나 점점 더 넓은 곳으로 탐색해 나가듯이 말이지요.

아기는 엄마의 무릎에서 일정한 거리까지는 조심스레 나아가지만, 자신이 위험하다고 느끼면 금방 엄마의 품으로 기어듭니다. 아이는 새로운 세상을 향하는 자신감으로 가득 차 있지만, 위험 상황에서는 안전한 엄마 품으로 뛰어듭니다. 어른이 되어서도 이 같은 마음은 변하지 않습니다.

이 마음으로 낮은 단계의 욕구가 충족되면 다음 단계로 나아가고, 그러다 최종 단계인 새롭고 수준 높은 영적 욕구와 마주하게 되는 것입니다. 하지만 새로운 것에는 언제나 호기심과 함께 두려움이 따르게 마련입니다. 매혹되면서 두려운 이 두 가지가 인간의 딜레마이기도 합니다.

그러나 영적 깨달음의 기쁨과 황홀감을 경험한 사람은 더더욱 건강해지고, 현명해지며, 풍부해지고, 강해지며, 성숙해집니다.

최근 하버드대 의대에서 '영성을 측정하는 도구'를 만들었는데, 측정해보니 영성 지수가 높은 사람일수록 몸이 건강했습니다.

영적 체험을 하는 순간 바로 무시간적 몰입감에 빠지고, 스트레스나 불안이 없는 초월, 환희, 깨달음이 일어납니다. 내면의 목소리에 귀 기울이면서 직관을 통해 더 높은 자아를 경험하게 되는데, 그러다 문득 "아하!" 하며 깨달음을 얻습니다.

같은 대학교의 데이비드 매클랜드(David McClelland) 박사도 '테레사 효과'라는 영성 실험을 했습니다. 의대생을 대상으로 인도 빈민의 성자 테레사 수녀의 감동적인 다큐멘터리 영화를 보게 한 뒤, 침 속에 있는 면역글로불린 수치를 측정했습니다. 그 결과 영화를 보기 전보다 면역글로불린 수치가 월등히 높았습니다. 이 결과를 보면, 영적 감동만 받아도 면역력이 올라간다는 사실을 알 수 있습니다.

케이스웨스턴리저브대학교의 잭 메다리 박사는 "당신의 아내가 자주 애정 표현을 합니까?"라는 질문에 "아니오"로 대답한 남자가, "예"로 대답한 남자에 비해 협심증 위험 요인이 3배나 높다고 했습니다.

심신의학의 아버지로 불리는 빅터 프랭클(Viktor E. Frankl) 박사 이야기를 하겠습니다.

유대인인 그는 실제로 아우슈비츠 강제수용소 생활을 경험한 사람입니다. 그곳에서 아내가 죽고 자식이 죽는 것을 직접 목격했습니다. 그곳에 있는 사람들 대부분이 같은 경험을 했습니다. 그럼에도 그곳에서 끝까지 생존한 사람들의 특징을 살펴보니, 이들 대부분이 '삶의 의미를 찾은 사람들'이었습니다.

아우슈비츠 강제수용소에서는 일부러 공동 화장실을 적게 만들었습니다. 밖에서 운동하는 시간을 짧게 주면, 사람들은 순식간에 화장실로 달려가 줄을 섭니다. 하지만 짧은 시간 안에 그 많은 사람이 다 볼일을 볼 수는 없습니다. 사람들은 마침내 자기 방에 들어가 똥오줌을 싸고 맙니다. 수용소 안은 곧 돼지우리처럼 변합니다.

이런 더러운 곳에 기거하는 유대인들은 자신을 어떤 존재로 생각했을까요? 과거에 의사, 부자, 학자였던 사람들도 수용소에서는 돼지 같은 짐승이 되어버립니다. 이것이 독일 나치스들이 저지른 무서운 인간성 말살 정책입니다.

그런데 그 가운데서도 유리 조각을 주워 날마다 수염을 깎고, 한 줌의 마실 물을 옷에 적셔 얼굴을 닦고 몸을 닦는 사람들이 있었습니다. 인간임을 포기하지 않겠다는 사람들이지요.

프랭클 박사는 취미가 암벽 등반이었는데, 그곳에서도 동호회를 만들어 말로나마 서로 암벽을 타고 올랐습니다. 결국 이러한 사람들이 죽음의 순간을 수없이 넘기고 생존자가 되었다는 것이 프랭클이 우리에게 주는 교훈입니다.

위에서 언급한 것들은 인간만이 갖고 있는 '영성의 힘'입니다.

사랑하기로 맘먹고 삶의 의미를 찾으면 어떤 상황에서도 살아남을 가능성이 커집니다. 영성이란 고통스럽고 곤란한 일을 당할지라도 이것을 오히려 절대자의 시각으로 의미화하면서 성장과 방향 전환의 기회로 보는 능력을 말합니다.

두려움을 초월하려면 현재의 삶에서 의미를 찾아야 합니다. "나는 암에 걸렸어. 너무 힘이 없고, 아무것도 하고 싶지 않아!"라고 말하지 마십시오. 대신 "오늘은 멋진 날이 될 수 있어. 암 덕분에 오늘을 다르게 살아갈 거야!"라고 말하십시오.

암을 이겨낸 사람들만의 특징

이제 우리는 암이 발생하는 주요 원인이 마음의 문제 때문임을 잘 알고 있습니다. 뿐만 아니라 마음과 생활 태도를 바꾸면 회복의 길로 나아갈 수 있다는 것도 확실히 알고 있습니다.

따라서 어떠한 생활 태도가 자기 몸에서 암이 발생할 수 있는 여건을 제공했는지, 그리고 앞으로 닥쳐올 온갖 문제와 어떻게 대면해야 할지에 대해서 새로운 눈을 열어야 합니다. 분노, 적의, 억압과 같은 감정이 잘못되었음을 깨달아야 합니다.

과연 무엇이 더 중요한가를 가늠하고, 지금부터 다른 생활습관을 갖겠다는 확고한 믿음을 마음에 새겨야 합니다. 예전 것은 놓아버리고, 새로운 행동 양식으로 수정해야 합니다. 감정의 배출구를 뚫어야 합니다. 그래야 질병을 해결할 수 있는 허가장을 받습니다.

그러면 서서히 삶의 애착이 되살아납니다. 심리 현상에 대응하는 생리 현상이 나타나고, 병이 역전되는 순간을 경험하게 될 것입니다.

하지만 이러한 과정이 늘 순조로운 것만은 아닙니다. 심리적 갈등도 생깁니다. 그러나 이것은 일시적 현상이고, 지극히 정상적인 일임을 알아야 합니다. 그동안 묶여 있던 마음이 다시 풀리면서 나타나는 일시적 불안 현상일 뿐입니다.

암을 이겨낸 사람들은 그들만의 특징이 있었습니다.

이 점을 연구한 미국의 정신분석의학자 칼 메닝거(Karl Augustus Menninger) 박사는 "광기에서 회복한 사람은 오히려 보통 사람보다 더 건강한 사람이 된다"는 놀라운 말을 했습니다. 이 말은, 암에서 회복한 사람들은 보통 사람보다 삶에 더 의미를 부여하며, 더 건강하고, 더 행복하게 산다는 뜻입니다.

예일대 교수이자 뉴헤이번병원 암 전문의인 버니 시겔(Bernie S. Siegel) 박사는 암 환자처럼 스스로 머리를 깎고 활동하는 사람입니다. 그는 '예외적인 암 환자들(ECaP)' 모임을 운영하고 있습니다.

이들 예외적인 암 환자, 즉 암에는 걸렸으나 죽지 않은 사람들에게는 공통점이 있습니다. 이들의 마음은 일반 암 환자들과 다릅니다. 언젠가는 죽게 된다는 사실을 받아들이되, 그 사실에 묶이지 않고 새로운 삶을 시작합니다.

그렇게 하루하루를 1년처럼 소중하게 보내다 보니 5년이 지난 뒤에도 생존하게 되었다는 것입니다. 이들은 기왕 죽을 바에야 즐거운 일을 실컷 하다가 죽는 편이 낫다고 생각합니다. 즐거운 일만 하다 보니 "이제는 너무 바빠서 죽을 지경이다"라고 말하는 사람까지 생겼다고 합니다.

이 사람들이 입에 달고 다니는 말이 있습니다.

- "내 아들이 대학 졸업할 때까지는 도저히 죽을 수 없어."
- "내 직장에서 나를 몹시 필요로 하기 때문에…."
- "아무 걱정 말고, 순간순간을 즐기자."
- "살아보지 않고는 죽지 말자. 나의 진정한 색깔을 드러내자."
- "영원히 살겠다는 것이 아니야. 나는 지금 이 순간의 삶을 살겠어."
- "'왜 하필 나야(why me?)'가 아니야. 어디 한번 해볼 테면 해봐라."

일반 의사들이 보는 암 환자들의 심리는 크게 세 부류로 나눕니다.

첫째, 무의식적으로 죽기를 원하고, 의식적으로 "자주 죽고 싶다"고 말하는 환자입니다. 암 환자의 약 15~20%가 여기에 해당합니다.

둘째, 의사의 마음에 들기 위해 꼬박꼬박 약을 먹고, 진료실을 정기적으로 방문하며, 고분고분하게 연기하는 환자입니다. 암 환자의 약 60~70%가 여기에 해당합니다.

셋째, 정반대로 의사에게 저항하며, 꼬치꼬치 따져 묻는 환자입니다. 암 환자의 약 15~20%가 여기에 해당합니다.

그런데 놀랍게도 의사들에게 저항하는, 다루기 곤란하고 까다로운 환자들의 회복 가능성이 가장 높다고 합니다. 까다롭게 많은 질문을 하는 사람은 자신의 감정을 표출하는 일에도 적극적이어서, 몸의 T세포나 백혈구 같은 면역세포가 훨씬 높게 나타나는 것입니다.

당신도 이제 15~20%에 해당하는 '예외적인 환자'가 되어보십시오.

여기서 질문을 하나 던져보겠습니다.

"당신은 백 살까지 살고 싶습니까?"

솔직하게 대답해보십시오. 당신은 어떻게 대답하겠습니까?

"그럼요, 저는 백 살까지 살고 싶습니다"라고, 깊이 생각할 필요도 없이 바로 대답하는 사람은 당연히 병을 쉽게 이깁니다.

그러나 "글쎄요~", "만일 ~하다면", "하지만~"과 같이 대답에 단서를 붙이는 사람은 그냥 쉽게 "예!"라고 대답하는 사람에 비해 회복이 더딥니다. 무의식 속에 무언가 걷어치워야 할 그림자가 있기 때문입니다.

통계에 의하면, 본능적으로 "예"라고 대답하는 사람은 일반인에서는 15~20%인 데 반해, 의사 집단에서는 5%밖에 되지 않는다고 합니다. 그래서인지는 몰라도 약물중독이나 알코올의존증이 의사들에게 더 많고, 절망감을 느끼는 정도도 환자보다 의사들이 높아 평균적으로 10년 일찍 사망하는 것으로 나와 있습니다.

그러나 예외적인 암 환자들은 질문을 듣자마자 "그럼요, 저는 백 살까지 살고 싶어요"라고 대답합니다. "왜요?" 하고 물으면 "그냥요!"라고 대답합니다. 이들에게는 한마디로 조건이 없는 것입니다.

여러분도 혹 마음에 그림자가 머물러 있다면 지우는 연습을 하십시오.

자연치유에 대해 들어보셨을 겁니다. 자연치유는 아직 과학적으로 완전히 증명되지는 않았지만, 점점 그 비밀이 밝혀지고 있습니다.

인간 내면에는 타고난 치유력이 있습니다. 사람들은 자연치유력(자생력)을 대략 10%만 사용하고, 나머지 90%는 그대로 썩히고 있습니다. 지금까지의 의료 과학은 겉으로 드러난 10%에 초점을 두고, 나머지 90%는 이해할 수 없다는 이유로 효과적 치유법을 사장시키는 어리석음에 빠져 있었습니다. 그러니 먼저 환자부터 90%를 바라보는 열린 마음을 가져야 합니다.

치유는 우연의 일치가 아닙니다. 이제 의료인들은 숨겨진 원인들을 빨리 찾아서 과학화해야 하고, 환자 역시 신념을 가지고 이에 적극적으로 참여해야 합니다.

대부분의 환자들은 검사 결과를 초조하게 기다립니다. '암 수치가 올라가지는 않았나, 혹 면역 수치가 떨어진 것은 아닐까?' 걱정하며 마음속으로 수없이 천국과 지옥을 왔다 갔다 합니다. 어떤 의사는 "당신은 앞으로 6개월 정도 살 것 같습니다"라고 함부로 말을 합니다.

그러나 통계 수치를 너무 믿지 마십시오. 수치는 지난번 검사했을 때의 수치일 뿐, 살아 있는 나는 언제나 새로운 존재라는 사실을 기억하십시오. 검사 시점의 기분에 따라 면역이 오르고 내립니다. 수치는 단지 의사가 치료법 선택을 위해서 필요할 뿐입니다. 내 삶이 언제까지 계속될지는 하나님만이 알고 있습니다.

어떤 환자는 의사에게서 살날이 얼마 남지 않았다는 말을 듣고서 "나쁜 자식, 나는 저 작자의 말이 틀렸다는 걸 증명하기 위해서라도 절대로 죽지 않을 거야!"라고 말했더니, 6개월 만에 암 덩어리가 완전히 사라졌다고 합니다.

때로는 죽을 수도 있다는 점을 인정하십시오. 죽음을 수용하는 일은 두려운 일이지만, 동시에 살아 있음의 가치를 높여주기도 합니다. 암 '4기' 위에, 암 '오기'가 있습니다. 오기로 이겨내십시오. 두려움 없이 평화롭게 사는 법을 배우십시오. '말기(?)'는 몸의 상태가 아니라 마음의 상태입니다.

한국 교회사에 김정준 목사란 분이 계셨습니다. 한때 한신대와 연세대 신학대학 학장을 지낸 구약학계의 석학입니다.

광복 전 그가 삼십대 후반 무렵, 필자가 경주에서 목회했던 교회에 순회 목사로 계시다가 결핵으로 거의 죽게 되었습니다.

결국 교회를 사임했고, 결핵 환자의 무덤이라는 마산 결핵요양소로 가게 되었습니다. 폐의 4분의 3을 잘라내고, 남은 폐로 3개월 정도 살 것이라는 말을 들었습니다. 목사님은 앞으로 남은 3개월을 낙심하며 울며 보낼 것이 아니라, 3년같이 알차게 살다가 하나님께 가야겠다고 결심합니다. 그리고 죽음의 병동이라는 7병동에서 죽어가는 환자들의 각혈을 닦아주고, 대소변을 받아주는 일을 하게 되었습니다.

그런데 놀라운 일은 3개월 후, 의사의 말대로 죽은 것이 아니라, 자신이 결심한 대로 3년 동안이나 그 병원에서 지냈다는 사실입니다. 더 놀랍게도 3년 만에 병원에서 퇴원하고, 뒤에도 30년을 더 살면서 한국 교회를 빛내다가 1981년 67세 나이로 하늘나라에 가시게 되었습니다.

목사님의 호는 '만수(晩穗)'입니다. '늦을 만'에 '이삭 수'입니다.

찬바람이 이는 어느 초겨울에 목사님은 요양원 옆 논둑길을 산책하고 있었습니다. 논에는 모든 벼가 다 베어져 스산한 기운마저 감도는데, 유독 한 포기의 벼가 베어지지 않고 충실히 벼이삭을 매단 채 머리를 숙이고 있는 것을 보았습니다.

'주위의 모든 친구들은 저만치 앞서갔는데 나만 이 벼처럼 늦게까지 외롭게 서 있구나. 늦었어도 충실한 열매를 맺고 있는 이 벼처럼, 나도 그렇게 살아야겠다'고 결심한 데서 '늦이삭'이란 호를 갖게 되었다고 합니다.

목사님은 벼이삭 하나를 보면서 하나님의 음성을 듣습니다. 삶의 의미를 발견하니 3개월이 3년이 되고, 3년이 30년이 되었답니다. 새로이 거듭난 30년의 삶으로, 그 분은 마침내 한국 교회의 큰 나무가 되었습니다.

그 분이 지은 시가 ≪찬송가≫ 9장 1·3절에 실려 있습니다.

하늘에 가득 찬 영광의 하나님, 온 땅에 충만한 존귀하신 하나님,

생명과 빛으로 지혜와 권능으로, 언제나 우리를 지키시는 하나님,

성부와 성자와 성령 구원의 하나님, 우리 예배를 받아주시옵소서

연약한 심령을 굳게 세워주시고, 우둔한 마음을 지혜롭게 하시고,

주의 뜻 받들어 참되게 살아가며, 주 말씀 따라서 용감하게 하소서

권능과 지혜와 사랑 구원의 하나님, 우리 예배를 받아주시옵소서

'적응증후군(GAS) 이론'으로 유명한 한스 셀리에(Hans Selye) 박사를 기억하시지요. 그도 65세 되던 해에 망상 조직에 세포육종이라는 암이 걸려 죽음 앞에 놓이게 되었습니다. 그러나 그는 남과 다르게 말했습니다.

"좋아, 아마도 이게 내게 일어날 수 있는 최악의 일이겠지. 하지만 이 일에는 두 가지 대처 방법이 있어. 차례를 기다리는 사형수처럼 훌쩍거리며 1년을 보내거나, 아니면 삶에서 가능한 한 많은 자원을 짜내 애를 쓰는 것이지. 나는 후자를 택하겠어. 나는 투사이고, 암은 나에게 일생일대의 싸움거리를 만들어준 거야. 나는 내 몸을 암을 위한 실험 대상으로 받아들이고, 스트레스를 줄이려 노력했지. 1년, 2년, 3년의 실험 기간이 지났는데 결국 나는 건강한 사람이 되었어."

자신을 얼마나 사랑하십니까? 적당한 식사, 충분한 수면, 금주, 금연, 안전벨트 매기, 운동하기 등으로 자기를 돌보는 것이 건강 상태의 90%를 결정합니다.

어떤 신앙인은 이렇게 자기를 돌보는 것이 죄가 아닐까 염려하는데, 분명한 것은 이기심과 자기 돌봄은 다르다는 사실입니다.

여러분도 이들처럼 예외적인 사람이 되어보십시오.

면역이 치료의 핵심이다

질병은 인간의 신체적, 심리적, 사회적인 면에서 균형이 깨질 때 나타납니다. 하지만 스트레스는 인간 유기체의 불균형 상태를 균형으로 바꾸기 위해 일어나는 생명 보전을 위한 유익한 현상입니다.

균형을 유지하기 위해 일어나는 반응인 땀, 동공 확대, 경직, 호흡 수 증가, 머리가 쭈뼛 서는 것과 같은 생리 현상은 동물과 인간 모두에게 나타납니다.

하지만 스트레스가 과하거나 심해지면 아드레날린과 코티솔이 증가하면서 교감신경이 예민해지고 면역력이 약화됩니다. 혈액 속 과립구가 많아져 맥박이 빨라지고, 기미가 생기며, 두려움이 커집니다.

반대로 스트레스가 전혀 없으면 림프구가 너무 많아져 우울증이 생길 수 있습니다. 림프구가 많아지면 피부가 희어지고, 무기력해집니다. 스트레스 호르몬 아드레날린과 코티솔이 너무 없어도 문제라는 겁니다.

인간은 활력과 휴식의 리듬 속에서 균형을 유지해야 합니다. 이 균형 상태가 바로 항상성입니다.

암 발생 요인을 과립구 대사(代謝) 때 방출되는 활성산소 때문으로 보는 견해도 있습니다. 쉽게 말해, 자동차가 노화되면 배기가스가 완전히 연소되지 않고 검은 연기가 나오는 것과 같은 이치입니다.

과립구가 이물질과 싸우다 함께 죽은 것이 고름이고, 이러한 현상들이 오래되면 몸에 그을음처럼 남게 되는데, 이것이 주근깨나 노인의 검버섯입니다. 이런 산화 현상을 암 발생의 원인으로 보는 것이지요. 이 때문에 암 환자에게 항산화 식품을 먹으라고 하는 것입니다.

암은 신체 외부의 바이러스나 병균 같은 침입자 때문에 생기는 것이 아니라, 신체 내에서 심신의 상호 연관 관계가 고장 나서 생기는 것입니다.

세포생물학적으로 보면 암세포는 강하고 힘찬 것이 아니라, 약하고 혼란스럽고 단지 과다 생산되는 것뿐입니다. 불완전 세포는 정상 세포보다 더 크게 함부로 새끼를 쳐나갑니다.

세포가 긴장하면 정상적 결합이 약해지고, 대신 악성 세포는 독립적으로 떨어져 나와 다른 부분으로 여행을 떠납니다. 이러한 인체 현상을 '메타스타시스(metastasis)', 곧 전이라 합니다.

면역력의 기능과 구조를 간단히 설명하기는 어렵지만, '심신 치유'에 중요하기 때문에 개략적으로나마 알기 쉽게 소개하겠습니다.

우리 몸은 60조 개의 세포로 구성되어 있는데, 깊이 들어가보면 우리 사회조직과 똑같음을 알 수 있습니다.

나라에는 국경이 있고 경찰과 군인이 불철주야 나라를 지키듯, 우리 몸에도 나(자기)와 내가 아닌 것(비자기)을 구별하는 감시체계가 있습니다. 이것이 면역의 기본입니다.

사람마다 얼굴은 다르지만 우리나라 사람들은 모두 주민등록증이라는 신분증을 가지고 있습니다. 내 몸의 세포도 모양이 다 다릅니다만, 신분증(MHC; 주조직적합성 복합체)을 확인하고 "아, 내 친구로구나" 하며 반갑게 인사를 합니다. 반대로 이질세포(암세포)를 만나면 경찰이 "어, 쟨 누구야? 우리 편이 아니잖아!" 하며 수갑을 채우고 잡아가듯 이질세포를 처리합니다.

평소에는 경찰이 나라 구석구석 자신의 위치에서 치안을 담당하지만, 위급할 때는 준비하고 기다리던 특공대가 적을 찾아 공격적인 자세를 취합니다. 경찰(마크로파지)은 관할 지역을 순찰하고 불량한 놈을 잡아 죽입니다. 그리고 나서 상부 사령관(헬퍼T세포)에게 보고하면 전국으로 명령(사이토카인)이 떨어지고, 해군과 공군(B세포)이 출동하고, 드디어 육군(킬러T세포)이 전투를 시작하게 됩니다.

하지만 적은 교활하게도 표시나지 않게 국내로 들어와 선량한 국민에게 유언비어를 퍼뜨리면서 게릴라 작전을 벌입니다. 이에 대해 국내 면역 사령부에서는 국민을 보호하고 적을 소탕하기 위해 면밀한 전략 전술을 폅니다.

우선 'B세포'라는 군인은 '항체'라는 표적 미사일을 발사해 적군(암세포, 병균, 바이러스)을 죽입니다. 동시에 '킬러T세포'는 유언비어에 감염된 자국민의 세포를 먼저 수리하고, 수리가 안 될 때는 최종 살해 업무를 수행합니다.

그러나 병이 깊고 적군이 강할 때는 적군이 점령하고 있는 고지를 정복하기 위해 부득이 전면전을 벌여야 합니다. 이때는 치밀한 작전이 필요한데, 먼저 먼 바다의 해군이 함포나 미사일을 발사하고, 다음으로 해병대가 들어

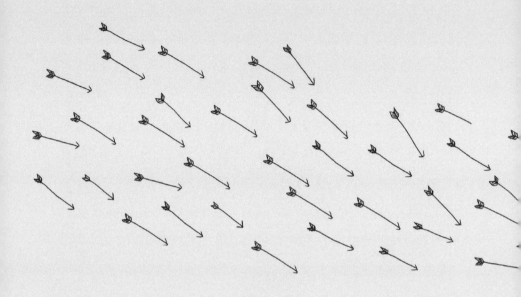

정상적인 사람도 면역력이 떨어지면 암 덩어리가 발생했다가
몸이 회복되어 면역력이 높아지면 저절로 없어집니다.
결국 암세포는 우리 몸 안에서 생겨나고 없어지기를 거듭하지만
면역력만 유지되면 사라지고 맙니다.

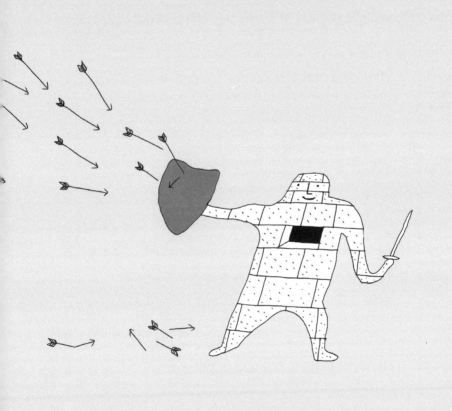

간 뒤, 마지막으로 육군이 물밀듯 밀고 들어가 고지를 정복하게 됩니다.

수술, 항암제, 방사선은 미사일과 같습니다. 그리고 해병대나 육군 같은 역할을 하는 것이 바로 면역계입니다. 여기서 전쟁은 무기가 이기는 것이 아니라, 군인이 최종적으로 고지를 정복해야 이기는 것임을 알아야 합니다.

사람의 면역계 중에 B세포의 항체 미사일은 위력이 대단합니다. Y 모양을 한 탐지 안테나에는 어떤 이물질이 들어와도 다 걸리는데, 미사일의 위력이 참으로 변화무쌍해 어떤 암세포도 이 미사일 앞에서는 견딜 수 없습니다.

킬러T세포는 사령관(헬퍼T세포)의 명령을 받고 움직이는 대표적인 행동대원(군인)입니다(50년 전의 의학 교과서에서는 기능은 모르지만 작고 둥근 무엇인가가 있다고 해서 '스몰라운드'로 불렸습니다).

평소에는 없는 듯 잠을 자다가도 일단 깨어나기 시작하면 그 힘은 대단합니다. 그들은 사관학교(흉선)에서 '너스세포(nurse cell)'라는 무시무시한 교관에게 훈련을 받고 겨우 3%만 살아남은 정예 졸업생들입니다.

사령관으로부터 상부를 통해 '사이토카인'이라는 명령이 떨어져 킬러T세포가 잠에서 깨어나면 곧바로 '암, 넌 이제 죽었다'입니다. 이처럼 우리 몸에는 적을 무찌르기 위한 강력한 면역 군대가 있습니다.

그렇다면, 우리 몸에 이처럼 막강한 군인과 경찰이 있는데 암은 왜 생기는 것일까요?

암은 시도 때도 없이 장소를 불문하고 분열과 증식을 거듭하면서 주위의 장기를 파괴하는 안하무인의 막가파 세포입니다.

암세포도 한때는 건강한 내 세포였지만, 나쁜 유언비어로 인해 변질된 세포로 바뀐 것입니다. 게다가 계속 주변의 세포에게 나쁜 유언비어를 퍼뜨리는 세포가 되었기에 킬러T세포는 마땅히 즉각 출동해 이를 먹어치워야 합니다. 그런데 여기서 강력한 군인인 면역계가 왜 버릇없는 암세포를 해치우지 않고, 보고도 못 본 척 활개치며 다니도록 내버려두는지 의문이 생깁니다.

이유는 철면피 암세포는 좀 이상한 옷을 입고, 신분증(MHC)을 교묘히 위조해서 다닙니다. 이 때문에 킬러T세포는 암세포를 보고도 "좀 이상하긴 한데? 그렇지만 그냥 가" 하며 도무지 힘을 쓰지 못하고 맙니다.

암세포가 어떻게 신분증을 위조하고 어디서 위장 옷을 얻어 입고 다니는지는, 발달했다고 하는 현대의학계도 정확히 알지 못합니다.

그러나 어느 정도 예측하기로는, 우리 몸에는 면역 담당 사령관(헬퍼T세포)이 하나가 아니고 둘이라는 것입니다. 하나는 마크로파지(대식세포)와 킬러T세포의 사령관인 '1형(Th1) 헬퍼T세포'이고, 다른 하나는 B세포의 상관인 '2형(Th2) 헬퍼T세포'입니다. 이 둘은 서로 상대방의 사령관이 되려고 미묘한 세력 다툼을 합니다. 이 때문에 아래에 있는 여러 부하들은 같은 편인데도 불구하고 누구의 명령에 따라야 할지 헷갈릴 수밖에 없습니다.

이때 "지금은 몸조심하는 게 상책이다"라며 지나치게 자기방어를 하게 되면 각종 '알레르기' 반응이 일어납니다.

반대로 "헷갈리는데 무조건 때려잡고 보자"며 선량한 자기 백성을 치게 되면 류머티즘 같은 '자가면역질환'이 생깁니다.

또 "아이쿠 모르겠다, 방법이 없다, 될 대로 돼라"는 식으로 완벽하게 자신을 억압해 출구가 없다고 생각하게 되면, 이것이 바로 '암'으로 이어지는 것입니다.

이처럼 면역계의 사령부에서 혼선이 일어나면 면역계의 하부 조직은 지리멸렬하게 됩니다. 이는 마치 한 나라가 잘못된 원인을 추적해보면 결국 최고 책임자인 대통령까지 거슬러 올라가는 것과 같은 이치입니다.

요약하자면, 면역계는 내분비계, 자율신경계와 함께 중추신경계에 연결되어 있으며, 최종적으로 중추신경계를 총괄하는 것은 결국 정신세계(마음과 영혼)입니다.

몸은 정직합니다. 몸을 움직이는 것은 결국 마음입니다. 몸의 면역은 마음의 힘의 지배를 받는다는 것이 최신 의학의 결론입니다.

그러므로 몸의 기초 단위인 세포(cell)라는 것도 차가운 벽돌장처럼 볼 것이 아니라, 생명을 갖고 마음의 소리를 듣고 쉴 새 없이 생로병사의 과정을 겪는 신비한 생명체로 보아야 합니다. 따라서 병든 몸을 고치는 것이 '수리(修理)'가 아니라 '치료(治療)'라는 점을 잊지 말아야 합니다.

세포는 하나하나가 모두 살아 있어서 뇌로 전달되는 생각과 느낌을 가장 빨리 눈치채고 반응합니다. 심리적 좌절감에 빠져 "아! 이젠 틀렸다"라고 포기해버리면 면역체계에서는 "넌 죽어라"는 신호로 받아들여 치명적 타격을 주게 됩니다. 반대로 "나는 좌절을 모른다"라고 생각하면 스트레스 억제 호르몬을 발동시켜 면역체계를 강화시켜줍니다.

암은, 특히 암 환자의 몇 가지 해결되지 않은 문제가 질병으로 표출되어 나타난 것입니다. 암에 걸린 사람은 대부분의 경우 암이 발생하기 6개월에서 2년 전쯤에 심각한 사건이 있었습니다.

만일 이 심각한 사건에 대해 체념하고 절망적으로 반응했다면 암은 더욱 쉽게 발생했을 것입니다. 신체 방어 조직이 약화되듯 마음도 쉽게 병으로 반응하기 때문입니다. 그러므로 암에서 회복하려면 먼저 몸의 병소를 돌보듯이 마음의 상처를 해결해야 합니다.

여기 암 환자에게 희망적인 소식이 있습니다.

교통사고나 다른 질병으로 갑자기 사망한 사람의 시신을 의대에 실험용으로 기증하는 경우가 있는데, 의대생들이 시신을 해부하다 보면 여기저기에서 암 덩어리가 발견됩니다. 특히 80세 이상 노인의 시신에는 거의 대부분 암세포가 있습니다. 이 사실은 정상적인 사람도 면역력이 떨어질 때는 암 덩어리가 발생했다가, 면역력이 회복되면 본인도 모르는 사이에 저절로 없어진다는 것을 보여줍니다.

결국 우리가 알아야 할 것은, 암세포는 체내에서 생겨나고 없어지기를 거듭하지만, 면역력만 유지하면 암은 사라진다는 것입니다.

심신의학에서는 환자에게 "면역력을 높이려면 가장 기본적인 생활을 실천하라"고 가르칩니다. 혼자 힘으로 먹고, 혼자 힘으로 산책하고, 혼자 힘으로 목욕하는 것입니다. 자신의 몸을 자극해서 스스로 설 수 있도록 하는 것이 치유의 목표입니다. 의사는 충고자요 가이드일 뿐이고, 자신의 병은 본인이 스스로 알고 고쳐나간다는 신념을 가져야 합니다.

'암, 마음을 풀어야 낫습니다.'

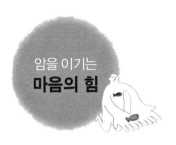

암을 이기는
마음의 힘

1. 암 극복을 위한 8가지 기본 전략

암은 한 가지 원인으로 생기는 질병이 아니기 때문에 치유 역시 한 가지 방법으로 접근해서는 안 된다. 통합적 방법으로 접근해야 하는데, 특히 암은 환자의 마음과 생활습관을 고치지 않으면 근본적인 치유가 어려운 병이다.

현재까지 과학적으로 증명된 암 치유 전략에는 8가지가 있는데, 이것들을 통합적으로 적용해야 한다는 것이 의학계의 공통된 생각이다. 8가지 전략은 서구의학적 치료, 영양, 운동, 심리치료, 영성 계발, 휴식, 청결한 환경, 봉사 등이다. 이 가운데서도 서구 정통의학이 암 치료의 열쇠로 보는 것은 심리치료와 영성이고, 그 중심에 심신의학이 있다.

2. 건강과 내면의 평화를 위한 전략

어린 시절에 경험한 마음의 상처는 어른이 되어서 생기는 신체적 질병에도 직접적으로 영향을 미친다. 이런 잘못된 신념을 바로잡아주어야만 잃어버린 신체적 건강을 회복할 수 있다. 하지만 건강과 내면의 평화를 위해서는 무엇보다 마음과 신체와 영성이라는 전체론적 접근이 필요하다.

따라서 스트레스를 받을 때는 자기만의 독특한 사고방식과 행동, 감정, 종교 등을 가지고 있어야 한다. 자기 내면의 소리에 귀 기울이는 법을 배우고, 몸에서 올라오는 감각에 집중하며, 자기를 인정하고 사랑할 때 비로소 치유는 시작된다.

3. 암 환자에게 필요한 것은 자기 보살핌

사람은 자기 내면이 참으로 허약하다는 사실을 무의식적으로 알고 있다. 이 때문에 자신의 약점과 부끄러움을 가리기 위해 겉모습에 치중하면서 스스로를 억압한다. 하지만 이러한 억압이 계속 쌓이다 보면 과도한 스트레스로 인해 결국 각종 질병이 생기고 암이 생긴다. 암 환자가 명심해야 할 점이 바로 이것이다.

당신이 암 환자라면 먼저 무의식적으로 억누르고 덮어버린 것, 즉 당신의 잃어버린 세월을 돌이켜보고 몸의 신호와 감정의 신호를 들여다보아야 한다. 그 속에 진정한 보물이 숨겨져 있다. 이것이 암 환자에게 필요한 '자기 보살핌'이다.

4. 암을 이겨낸 사람들의 공통적 특징

암을 극복한 사람들은 일반 암 환자와는 다른 공통적인 특징을 가지고 있다. 첫째, 이들은 언젠가는 죽게 된다는 사실을 받아들이고, 대신 여기에 묶이지 않고 새로운 삶을 시작한다. 둘째, 기왕 죽을 바에야 즐거운 일을 실컷 하다가 죽는 편이 낫다고 생각한다. 셋째, 의사들에게 저항하면서 까다로운 질문을 하는 등 감정을 적극적으로 표출한다. 이처럼 암을 이긴 사람들은 죽을 수도 있다는 점을 인정하고, 동시에 두려움 없이 평화롭게 사는 법을 배우면서 자신이 처한 상황에 긍정적이고 낙천적이며 적극적으로 대처한다.

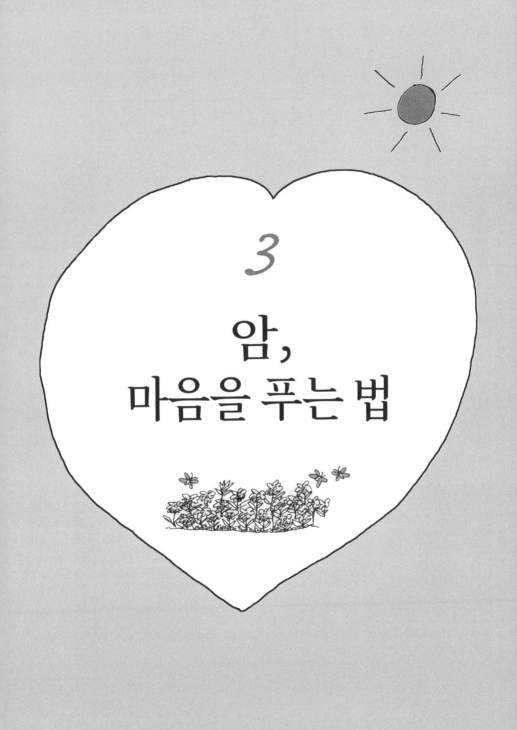

3

암,
마음을 푸는 법

희망의 힘, "지금은 굴이 아니라 터널"

≪인생 수업(Life Lessons)≫과 그 후편인 ≪상실 수업(On Grief and Grieving)≫으로 우리에게 잘 알려진 엘리자베스 퀴블러 로스는 특이한 통계 결과를 발표했습니다.

"호스피스 환자 중 거의 절반에 가까운 사람들이 자신의 생일을 보낸 뒤 2개월 만에 사망한 반면, 생일 2개월 이전에 사망한 사람은 8%에 지나지 않는다."

자신의 생일과 죽음의 날짜가 어째서 서로 연관이 있는 것일까요? 어떻게 대부분의 사람들이 병을 앓는 중에도 자신의 생일까지 목숨을 버티다가 그 이후에 많이 죽게 되는 것일까요?

단언하건대, 소박하지만 생의 의미를 위해 죽음의 날도 생일 뒤로 맞출수가 있습니다. 이 말은 자신의 죽음도 스스로 조절할 수 있다는 뜻입니다.

이 통계는 생각, 특히 희망의 힘이 얼마나 큰지를 보여주는 좋은 사례입니다. 결론적으로 말해, 희망이 있으면 자신이 죽는 날짜까지도 조절할 수 있습니다.

벤쿠버에서 말기암 환자를 돌보는 데이비드 쿨(David Kuhl) 박사는 "죽음을 받아들였다는 바로 그 이유로 역설적 치료 효과가 생기기도 한다"고 말했습니다. 죽음의 공포에 집착하지 않고 그렇다고 포기하지도 않는 균형 잡힌 마음, 초연한 마음, 지금 이 순간 충실하게 살아 있음에 감사하는 마음이 작은 기적을 이룹니다.

그러나 우리는 죽음에 대한 두려움과 생에 대한 집착이 강합니다.

어떤 사람이 수천 길 낭떠러지에서 나뭇가지를 붙잡고 있는 안타까운 상황이 연출되었습니다.

"하나님, 살려주세요!"

그러자 하나님의 음성이 즉각적으로 들려왔습니다.

"아들아, 내가 너를 구해줄 테니 걱정 말고 손을 놓아라."

그러나 그 사람은 두려움에 손을 놓지 못하고 또다시 외쳤습니다.

"거기 누구 다른 하나님은 안 계신가요?"

죽음에 대한 두려움과 생에 대한 집착은 잘못된 희망입니다.

인도의 격언에 이런 말이 있습니다.

"네가 세상에 태어났을 때 넌 울었고, 세상 사람들은 기뻐했다. 살 때에도 그렇게 살아라. 네가 죽을 때 주위 사람이 모두 울고, 너는 기뻐할 수 있도록."

삶은 절망의 눈으로 볼 수도 있고, 희망의 눈으로 볼 수도 있습니다.

암에 대해서도 비관적 통념과 희망적 통념이 있습니다.

대체로 비관적 통념은 '암은 곧 죽음이다. 속수무책이다. 암 치료는 고통스럽고 부작용이 많다'고 생각하는 것입니다. 반대로 희망적 통념은 '암은 회복된다, 면역력이 암을 이긴다. 나는 의학과 동맹자 관계이다'와 같이 생각하는 것입니다.

이런 생각 차이는 그 결과 또한 생각한 대로 나타납니다.

두렵다는 생각의 생리작용은 뇌 속의 편도핵(amygdaloid)에서 관장합니다. 편도핵은 라틴어로 '아미그달라(amygdala)'라고 하는데, 아몬드를 뜻하는 그리스어에서 유래되었으며 실제 편도핵이 아몬드와 흡사하게 생겨 이 같은 이름이 붙여졌습니다.

사실 두려운 감정이 무조건 나쁜 것은 아닙니다. 감정에는 부정 속의 긍정, 긍정 속의 부정처럼 음과 양의 양면성이 있습니다.

그래서 심신의학에서 연구하길, 편도핵이 관장하는 두려움과 분노, 불안과 같은 부정적 감정의 생리작용처럼, '희망'에도 어떤 생리작용이 있지 않을까 하는 생각을 갖게 되었습니다.

최근의 연구 결과, 뇌의 관자놀이 근처 앞 띠고랑 부위에 '목표 추구 보상 회로'라는 희망의 뇌가 존재하고 있음이 입증되었습니다. 이 뇌는 어떠한 역경에서도 수준 높은 긍정의 사고와 마음의 평안을 유지하는 힘을 발생시키는 곳입니다.

암 환자가 힘들어하는 것은 치료 과정에서 생기는 고통보다, 오랫동안 고생하며 치료한 효과가 보람도 없이 무위로 돌아갈지 모른다는 두려움 때문입니다. 그러나 이러한 두려움끼지 이길 용기를 주고 끝까지 견디도록 의지를 불어넣는 것이 있으니, 바로 '희망의 뇌'입니다.

희망의 뇌는 면역계와도 연관이 있습니다. 희망의 뇌가 어떻게 작동하는지 실험을 해봤더니, 스트레스 생리 반응을 스스로 조절해 스트레스 호르몬인 코티솔을 감소시켰습니다.

결국 건강 회복은 희망의 뇌를 어떻게 작동시키느냐에 달려 있습니다.

이탈리아 토리노대 파브니조 베네레티 박사의 연구에 따르면, 희망의 생리작용은 플라세보(위약) 효과와 깊은 연관이 있습니다.

가령 1950년대 의료계에는 '바넘(P.T. Barnum) 효과'라는 것이 있었습니다. 쉽게 말해 척수 후각에서 '점등(통증 감지)'과 '소등(회로 차단기)'이라는 릴레이 바통을 전달하듯 뇌도 그렇게 통증을 인식한다는 이론입니다.

모르핀이 통증을 차단하는 것처럼, 몸 안에는 천연 모르핀인 엔도르핀과 엔케팔린이 있습니다. '믿음'과 '기대'를 가질 때 희망의 뇌에서 이런 신경전달물질이 분비되어 통증을 차단한다는 사실을 증명하게 된 것입니다. 그간 막연하게 생각해왔던 플라세보 효과의 생리학적 증명이라 할 수 있습니다.

반대로, 신체 기관이 병 들면 위축이 되고 기능이 억제되며, 두려움과 불안이 생겨 절망감이 증폭됩니다. 절망감이 증폭되면 뇌에서는 엔도르핀과 엔케팔린이 줄어들고, 대신 콜레시스토키닌이 늘어나 통증이 커지기 때문에 점점 희망을 잃게 되는데, 이후 이런 악순환이 계속됩니다. 하지만 여기서 이 악순환의 고리를 끊어줄 수 있는 것 역시 희망의 뇌의 역할입니다.

하지만 하버드대 의대 암 전문의인 제롬 그루프먼(Jerome Groopman)은 과연 희망의 힘으로 병의 진행을 역전시켜서 낫게 할 수 있는지에 의문을 가졌습니다. 왜냐하면 자신의 환자들 중에서 희망을 가진 사람이라도 일부는 병이 호전되지 않고 점점 나빠졌기 때문입니다.

그래서 알게 된 것이 환자의 희망에는 두 가지가 있다는 사실이었습니다. '진짜 희망'과 '가짜 희망'이 그것입니다.

'가짜 희망'은 흔히 '낙관적'이라 말할 수 있습니다. 가짜 희망은 '앞으로 일이 잘 풀리겠지', '긍정적으로 생각하자'는 장밋빛 청사진을 가지고 있습니다. 하지만 마음 깊은 곳에서는 자신이 처한 환경을 조금도 통제할 수 없을 거라고 생각합니다. 의식에서는 희망이지만 무의식에서는 '절망'이지요. 이러한 희망은 스스로를 속이는 '망상적 희망'이라고 할 수 있습니다.

그러나 '진짜 희망'은 두 눈을 똑바로 뜨고 자신의 현실을 인정하고 마주할 수 있는 용기, 그리고 이 현실을 뛰어넘는 능력이 있는 사람들의 희망입니다. 곧 '나는 뭔가를 이뤄낼 수 있다'는 진정한 확신이 있는 희망을 말합니다.

그루프먼의 연구 결과, 가짜 희망을 품고 있는 환자들은 점점 나빠졌지만, 진짜 희망을 품고 있는 환자들은 회복 속도가 빨랐습니다.

이러한 결과에 용기를 얻은 그루프먼 박사는 환자를 탐색하기 시작했습니다. 그들이 살아온 삶을 분석하고 가족력, 직업 경력, 생활습관, 인간관계 등을 알아보면서 병의 단서들을 찾았습니다. 그리고 거짓 희망을 버리고 참된 희망을 불어넣었습니다.

결국 참된 희망은 뇌에서 엔도르핀과 엔케팔린 같은 물질을 분비하였고, 호흡, 순환, 운동 기능과 같은 신체 작용에도 강력한 영향을 주어 마침내 역전의 도미노 효과를 볼 수 있있습니다. 신순환으로 건강해지면 다시 할발하게 움직이게 되고 희망의 감정이 점점 더 생깁니다. 이렇게 희망의 뇌로 몸 상태가 좋아지니 또다시 건강의 신호를 울리게 됩니다.

위스콘신대의 리처드 데이비슨(Richard Davidson) 박사도 이와 비슷한 연구를 했습니다. 그는 환자의 '인식적 측면'과 '정서적 측면'을 함께 돌봐야 한다고 주장했습니다. '인식적 측면'은 병의 사실적 정보를 의미하고, '정서적 측면'은 치유에 대한 믿음을 의미합니다.

암을 치유하는 데 가장 큰 걸림돌은 '두려움'과 '불안'입니다. 암은 위협적이고 위험하기 짝이 없습니다. 하지만 인식적인 면에서 현실을 인정하고, 정서적인 면으로 두려움과 불안을 뛰어넘어서 통합적인 마음을 길렀더니 충분히 이겨내게 되었습니다.

암은 언제나 교과서대로 움직이지 않습니다. 환자는 '불확실성' 안에서 '희망'을 찾아야 합니다. 희망을 찾는 데 종교적 지혜는 큰 힘이 되기도 합니다.

독일의 신학자 파울 틸리히(Paul Johannes Tillich)는 "진정한 신앙은 의심을 무시하지 않는다"라고 말합니다. 바꾸어 말하면 "사망의 음침한 골짜기에서도, 주께서 나와 함께하심이라"는 믿음을 갖고 있다는 뜻입니다.

반대로 비관적 현실주의자는 대체로 거짓 희망의 전도사입니다. 희망이 없는 현실주의는 비관일 뿐입니다. 현실을 너무 정확하고 날카롭게 직시하는 사람은 흔히 우울증 환자에 비유되기도 합니다. 이들은 현실을 '사망의 음침한 골짜기'로만 보는 사람들입니다.

'주께서 나와 함께하심이라' 하는 희망만 가지는 것도 거짓 희망입니다. 참된 희망은 '사망의 음침한 골짜기에서도, 주께서 나와 함께하심이라'는 믿음입니다.

절망감과 무력감은 암 발생에 앞서 자주 나타나는 현상이지만, 환자는 현실을 인정하고 뛰어넘는 참된 희망의 마음이 필요합니다.

하버드대 의대 병리학 과장인 조지 박사는 자신이 위암에 걸리자, 환자의 입장에서 이렇게 고백하였습니다.

"환자들 중에 자신에게 무슨 일이 일어났는지, 예후가 얼마나 나쁜지 제대로 아는 사람은 거의 없네. 의사들이 정확히 얘기해주지 않으니까. 그때 나는 가슴 깊이 정말 살고 싶었네. 그러니 싸워야 했지. 나는 스스로에게, 할 수 있는 한 최선의 노력을 하자고 했지. 그래야 후회가 없지 않겠나."

그는 지금 암을 이기고 건강한 몸으로 환자들을 돌보고 있습니다.

희망이란 과연 무엇일까요?

진정한 자유인의 정신을 가지고 자신을 운명의 결정자로 여기며, 현실을 포기하지 않고 끝까지 싸우겠다고 순간순간 결심하는 강인한 힘, 이것이 '희망'입니다.

"그(he)가 나를 푸른 초장에 누이시고, 쉴 만한 물가로 인도하시지만, 사망의 음침한 골짜기를 다닐 때는 주(thou)께서 나와 함께하신다"(시편 23:2·4)고 고백합니다. 평안할 때는 멀리 느껴지던 하나님(he)이, 질병으로 고난을 당하고 있을 때는 더욱 가까이서 도움을 주는 분(thou)으로 경험하게 됩니다.

하버드대 심리학 교수인 로버트 로젠탈(R. Rosenthal) 박사가 규명한 '피그말리온 효과'라는 것이 있습니다. 흔히 '로젠탈 효과'라고도 합니다.

쥐를 가지고 미로 실험을 하는 과정에서, 자기가 에인직으로 예상했던 일이 그대로 실현되는 경우, 즉 대상에게 가지고 있던 기대감이 그대로 효과를 보게 될 때 이를 피그말리온 효과라고 합니다.

알아듣지도 못하는 쥐들이 어떻게 사람의 기대에 반응할 수 있을까 의문을 품는 분들도 있을 것입니다. 하지만 쥐일지라도 기대 심리를 가지면 무언중에 격려가 되어서 그 효과를 보게 되는 것입니다.

하물며 사람은 어떻겠습니까?

환자의 주변 사람들과 의사는 환자에게 희망을 불어넣어주어야 합니다. 환자도 치료에 기대 심리를 가지고 있어야 질병이라는 미로를 빨리 통과하리라는 것은 보지 않아도 알 수 있는 일입니다.

사랑하는 아이들 귀에 속삭일 메시지는 이러합니다.

"나는 너를 무조건 사랑한다. 네 앞에는 삶의 장애물이 가득 차 있겠지만, 너는 무슨 일이 있어도 그것을 충분히 극복할 거야."

사랑하는 환우들에게는 이렇게 말합니다.

"지금 당신이 지나는 어두운 길은 끝이 막혀 있는 굴이 아니라, 끝이 뚫려 있는 터널입니다."

희망을 갖기 위한 한 방법으로 생의 장단기 목표를 세우십시오.

한국전쟁 이후 우리나라 경제가 가장 피폐해 있을 때, 경제개발 5개년 계획을 시행한 일을 기억하십니까? 1차 5개년 계획은 경공업 중심으로, 2차 5개년 계획은 중공업 중심으로, 3차 5개년 계획은 서비스업 중심으로 육성했습니다.

우리도 건강 회복을 위해 '건강 개발 5개년 계획'을 세워 실천해야 합니다. 생의 단기 목표와 장기 목표를 세우십시오.

1차 건강 개발에 1년을 잡습니다.

건강을 위한 생각과 행동 습관을 바로잡는 기간입니다. 이 기간에는 특히 처음 100일이 중요합니다. 100일이라는 기간은 몸의 세포 95%가 틀을 벗듯이, 2박 3일 심신의학 프로그램에 참여해서 자신의 생각과 잘못된 습관의 틀을 벗어버리는 기간입니다. 이 기간에 프로그램에 참여하면 과거와 완전히 다른 방식의 삶에 눈이 열리게 됩니다. 질병에서 건강 쪽으로 역전하는 데 가장 중요한 기간이 될 것입니다.

2차 건강 개발에는 5년을 잡습니다.

당신은 향후 5년을 위해서 지금 무엇을 하시겠습니까?

당신을 위해서 내년 봄옷을 사십시오. 혹시 입으로는 "나을 수 있다"고 말하면서 마음속으로는 "과연 내년까지 내가 살 수나 있을까?"라며 죽음을 보고 있는 것은 아니겠지요?

오직 당신만을 위해서, 앞으로 적어도 5년 동안 입을 멋진 옷을 장만하는 겁니다. 이 옷 한 벌은 당신의 마음속에 숨어 있는 부정적인 무의식을 자극해서 몸 안의 세포들이 "주인이 5년 이상을 살아야 한대"라는 신호를 받게 됩니다. 혹 옷을 사면서 "내가 다 못 입으면 딸애(혹은 아들)라도 입을 수 있는 것을 사야지"라는 마음은 갖지 마십시오. 세포들은 눈치가 백단이라 주인의 마음을 바로 알아차립니다.

이외 5년을 위해 또 다른 계획을 짜보십시오.

외국어 하나를 익혀 세계여행을 가는 계획을 세울 수 있습니다.

어떤 분은 2년간 사회복지학과에 편입해서 공부하기를 계획했더니, 지금은 건강하게 사회봉사를 하며 활동하고 있습니다.

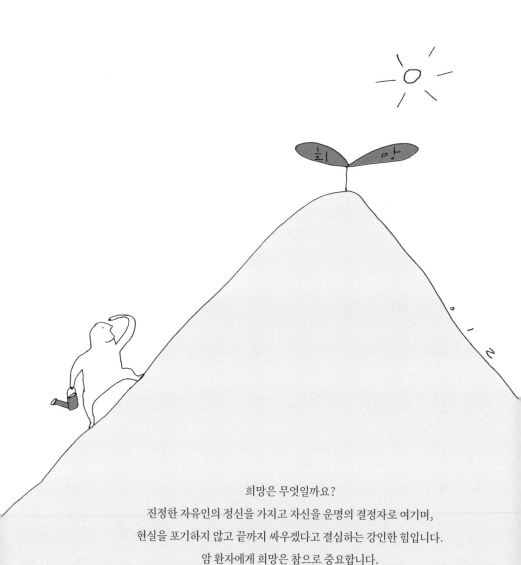

희망은 무엇일까요?
진정한 자유인의 정신을 가지고 자신을 운명의 결정자로 여기며,
현실을 포기하지 않고 끝까지 싸우겠다고 결심하는 강인한 힘입니다.
암 환자에게 희망은 참으로 중요합니다.

3차 건강 개발은 당신이 연도를 정하십시오.

당신은 얼마까지 살고 싶습니까? 일단 생의 목표를 정하면 당신의 몸도 그 목표에 따라 반응을 하게 됩니다.

목표는 꼼꼼히 따져서 구체적으로 정해야 합니다. 또 결정하는 과정에서 내 마음이 어떻게 움직이는지도 찬찬히 지켜보시기 바랍니다.

5년 이후의 당신 모습이 어떠할지 궁금하십니까? 그렇다면 당신이 지금부터 마음속으로 하는 말을 유심히 들어보십시오.

우리는 매순간 자신의 미래를 예언하고 있습니다. 무의식적으로 나오는 나의 말이나 행동에 세포들은 그대로 믿고 움직입니다. 이제 5년 후의 모습을 선포하십시오. 그리고 행동으로 옮기십시오.

털어놓기, "끓는 주전자 뚜껑 열 듯이"

사람의 생각은 마치 미친개와 같아서 주인의 말을 듣지 않고 자기 멋대로 돌아다닙니다. 생각하지 않으려 해도 자꾸 생각이 떠오릅니다.

암 환자는 마음속의 불안감, 죽음의 두려움 같은 생각을 지우려 해도 이런 부정적인 생각은 머릿속에 똬리를 틀고 떠나지 않습니다.

자꾸 떠오르는 생각과 관련된 연구로 유명한 버지니아대의 대니얼 웨그너(Daniel Wegner) 교수는 저서 ≪백곰과 원치 않는 생각들(White Bears and Other Unwanted Thoughts)≫에서 "눈을 감고, 지금부터 1분 동안 백곰을 생각하지 않으려 시도해보라"고 권합니다.

그러나 직접 시도해보면 놀랍게도 백곰이 보이지 않는 것은 고사하고, 오히려 생각에서 떠나지 않고 점점 더 확실한 영상으로 살아 움직이는 것처럼 선명하게 떠오른다는 사실을 알게 됩니다. 이것이 마음의 원리입니다.

그렇다면 어떻게 하면 부정적인 생각을 떨쳐버리고, 밝고 아름다운 생각으로 가득 채울 수 있을까요?

해답은 간단합니다. '현실과 직면하기(마주 보기)'입니다.

사람의 심리는 본능적으로 두려운 현실을 일단 회피하고 싶어 합니다. 그러나 문제를 피한다고 해결되는 것은 아닙니다. 문제는 더욱 끈질기게 따라다니며 나를 괴롭힐 뿐입니다.

방법은 정면으로 공격하는 것입니다. 문제를 똑바로 쳐다보십시오. 그러면 문제가 슬금슬금 당신을 피해 도망갈 것입니다.

길을 가는데 큰 개가 길을 가로막고 서 있으면 누구나 일단 두려운 마음이 들게 됩니다. 이때 등을 보이고 도망가면 개가 막 따라옵니다. 반대로, 개의 눈을 똑바로 쳐다보고 당당하게 걸어가면 개가 오히려 움찔해 길을 비켜주게 됩니다.

필자는 많은 사람의 임종을 지켜보았습니다. 얼굴이 햇살같이 밝은 사람, 어두운 사람, 모든 것을 내려놓고 편안히 숨을 거두는 사람, 두려움에 안절부절못하는 사람 등 다양합니다.

어떤 사람은 정말 보기가 무서운 경우도 있었습니다. 이런 날 장례를 마치고 집에 오면 그 무서운 얼굴이 며칠 동안이고 머릿속에서 떠나지 않고 계속 남아 두려움을 느낄 때도 있습니다.

그 이후 알게 된 사실인데, 무서운 사람일수록 얼굴을 더 가까이서 똑바로 쳐다봐야 두려움이 떨쳐진다고 합니다. 정면에서 마주보면 나쁜 생각도 물러가게 됩니다.

이 때문에 앞에서도 '고양이가 쥐구멍을 노려보듯 생각 속에 어떤 망상이 떠오르는지 똑바로 지켜보는 마음'이 바로 명상이라고 한 것입니다. 밝은 마음으로 똑바로 쳐다볼 때, 어두운 망상은 서서히 사라지게 됩니다.

하지만 아무리 똑바로 쳐다보더라도 해결되지 않는 경우가 있습니다. 이는 내 마음속에 아직 해결하지 못한 사건이 남아 있기 때문입니다.

이럴 때는 '털어놓기'를 해야 합니다. 슬픈 일을 나누면 반으로 줄고, 즐거운 일을 나누면 배로 늘어난다는 말이 있습니다. 친한 친구에게 자신의 비밀을 고백하고 아픔을 함께 나누고 싶어 하는 이유도 바로 여기에 있습니다.

실험 통계에 의하면, 가슴 아픈 배우자의 죽음에 대해 더 많이 이야기할수록 죽음에 대해 덜 생각하게 된다고 합니다. 원하지 않는 생각과 마주치는 것은 고통일 수 있지만, 자꾸 털어내다 보면 고통은 잠시일 뿐 그다음은 평안을 누리게 될 것입니다.

노인들은 대체로 말을 많이 합니다. 젊은 사람 입장에서는 듣기가 민망하고 지루할 정도로 했던 말을 하고 또 합니다. 그 이유는 지나온 세월 동안 미처 다 해결하지 못한 일들이 있어서, 말로나마 그것을 털어내고자 하는 무의식적 정화 욕구 때문입니다. 노년기를 가리켜 흔히 '회고록을 쓰는 시기'라고 하는 것도 이런 이유 때문입니다.

털어놓기를 잘하고 회고록을 잘 쓰게 되면 노년을 즐겁고 건강하게 보낼 수 있습니다.

털어놓기에 대한 연구로는 하버드대의 앨런 홉슨(J. Allan Hobson) 교수와 로버트 매컬리(Robert McCarley) 교수가 함께한 털어놓기와 꿈 관련 연구가 유명합니다.

하룻밤 잠을 자는 동안 사람은 보통 네댓 번의 꿈을 꿉니다(REM 단계로 뇌에서 전기적 작용이 활발하게 일어나고, 외부적으로 눈동자가 빠르게 움직인

다). 사람은 왜 꿈을 꿀까요? 갓난아이는 무슨 꿈을 꿀까요? 동물은 꿈을 꿀까요? 혹 눈동자가 움직이며 꿈을 꾸고 있을 때 흔들어 깨우면 어떻게 될까요? 실험 결과, 잠잘 때 꿈을 꾸지 못하게 하면 불안해하고 신경질적인 반응을 보이며, 망상에 사로잡히는 경향이 있었습니다.

이로써 사람이 꿈을 꾸게 되는 이유를 알게 되었습니다. 즉 낮에 일어난 사건 가운데 해결하지 못한 감정적 쓰레기 더미를 꿈을 통해 정리하고 청소하기 위해서입니다.

쉽게 말해, 꿈은 마치 뇌 안에 정리된 자료 파일에서 복잡하게 얽혀 있는 것을 지워버리는 것과 같은 일을 하는 것입니다. 이것이 매컬리 교수의 '정신적 청소 가설'입니다.

암과 우울과 불면증은 사촌지간처럼 따라다닙니다. 불면증에 빠져 잠을 잘 못 이루는 사람이 있다면 털어내기를 해보십시오. 스마트폰에 있는 녹음 기능 앱(App)을 열고, '생각의 진공청소기'라 생각하며 조용히 말해보십시오. 그간 내 속에 묵혀두었던 감정을 털어내면 분명히 10분 이내에 깊은 잠에 빠져들 것입니다.

하루하루 쌓이는 먼지도 청소해야겠지만, 평생을 살면서 마음에 쌓고 쌓인 거대한 쓰레기 더미는 어떻게 처리해야 할까요?

실수, 후회, 원망, 원한, 슬픔, 낙심, 두려움, 걱정 등등 수많은 것들이 섞이고 쌓여 아마 악취가 진동할 것입니다. 이 악취가 결국 원치 않는 생각 또는 망상이 되어 수시로 우리 마음을 괴롭히는 것입니다.

그럴 때 필요한 것이 '정신적 대청소'를 위한 털어놓기입니다. 구체적인 방법은 다음과 같습니다.

가장 과학적인 근거를 가지고 심신의학에서 인정하고 추천하는 털어놓기 방법은 '글쓰며 털어놓기'입니다.

사람에게는 원래 완성과 의미를 찾으려는 욕구가 있습니다. 그래서, 오래전 블루마 자이가르닉(Bluma Zeigarnik)과 지도교수 쿠르트 레빈(Kurt Lewin)이 말했듯, '완성한 것보다 해결하지 않은 상태로 둔 일이 훨씬 오래 기억에 남는다'고 합니다. 결론 없이 끝나는 영화가 훨씬 오래 기억에 남는 것과 같습니다.

근친상간과 강간을 당한 희생자들은 "왜 이런 일이 나에게 일어났는가?"라는 내면의 질문에 답을 찾지 못하고, 대신에 "나는 그 일을 당해도 싸!"라며 자신을 맹비난한다고 합니다. 이러한 생각이 자존감을 떨어뜨리고 자신감을 잃게 합니다. 또한 면역력을 낮춰 질병에 허약한 체질로 만듭니다.

글쓰기는 자신을 객관적으로 바라볼 수 있게 해줍니다. 다중인격 장애(해리성 장애)나 외상 후 스트레스 장애(PTSD) 환자들에게 털어놓기는 큰 효과가 있었습니다.

암 환자의 심리를 검사해보면, 외상 후 스트레스 장애와 유사한 심리 상태가 나타납니다. 이 때문에 암 환자가 글쓰기로 털어놓기를 하면 좋은 효과가 나타납니다. 이들은 엄청난 충격을 받았을 때 좀처럼 마음을 열지 않고 누구와도 의논하려 하지 않습니다. 결국 상처가 치유되지 않은 채 고스란히 무의식 속에 쌓이게 됩니다.

매슬로의 욕구 위계이론에서 보듯 음식, 성욕, 안전 같은 기본 욕구가 해결되면 자기표현의 욕구가 강하게 나타납니다. 하지만 이 충동이 막히면 긴장을 낳습니다. 이 억제된 감정을 배출해 정화시키는 데는 털어놓기가 가장 효과적인 방법입니다.

프로이트는 "털어놓기는 마치 물이 끓고 있는 주전자의 뚜껑을 열어놓는 것처럼 정화 효과가 있다"고 했고, 칼 로저스도 "심리치료사에게 말하는 것은 마치 거울을 보는 것과 같은 통찰 효과를 얻을 수 있다"고 했습니다.

텍사스대의 제임스 페니베이커(James W. Pennebaker) 박사는 털어놓기를 하기 전과 후를 비교해본 결과, 백혈구와 T림프구 같은 면역 기능에 상당한 효과가 있고 혈압, 심장박동률, 피부 전도, 뇌파, 병원 진료일 수에도 큰 효과가 있음을 확인하였습니다.

이처럼 억제는 건강을 악화시키지만, 털어놓기는 건강을 회복시킵니다.

당신은 억제하는 성격인가요, 아니면 털어놓기를 잘하는 성격인가요?

억제된 감정 배출 유형 테스트 ('예', '아니오'로 답하십시오.)

- 나는 결정을 하기 전에 모든 면을 고려한다.
- 나는 규칙을 엄격히 지킨다.
- 나는 무모한 일을 해본 적이 거의 없다.
- 나는 신중한 사람이다.
- 나는 항상 시작하기 전에 충분히 준비한다.
- 나는 누가 규칙을 어기는 것을 싫어한다.
- 나는 결심할 때 깊이 생각하고 한다.
- 나는 돌다리도 두드려보는 사람이다.
- 나는 결정할 때 항상 옳고 그름의 원칙을 따진다.
- 나는 충동적인 구매자가 아니다.

위 질문에 5개 이상 "예"라고 답했다면 당신은 분명 억제력이 강한 사람입니다.

뉴욕주립대의 월트만(C. Wortman)과 실버(R. Silver) 박사는 어떤 사람이 글쓰기에 더 도움을 받는가를 알아보았습니다. 연구 결과, 천성적으로 말을 잘하는 사람보다 자신의 생각이나 감정을 타인에게 털어놓는 것이 편치 않다고 느끼는 사람, 억제력이 강한 사람이 오히려 글쓰기의 효과를 더 크게 보는 것으로 나타났습니다.

또 한 가지, 과연 성격이 바뀐다면 얼마나 바뀔까요? 연구에 따르면 50%는 변하지 않았고, 50%가 변했습니다. 그래서 성격 바꾸기 효과를 좀 더 크게 보려면 자신의 방어기제가 무엇인지, 자신의 의지는 어떤지, 주변 환경은 자신에게 도움을 주고 있는지 등을 꼼꼼히 따져보아야 한다고 했습니다.

글쓰기로 억제된 감정을 털어놓는 방법

- 글의 주제는 현재 자신이 갖고 있는 문제에 초점을 둡니다.
- 대체로 자주 떠오르는 생각이나 꿈에 대해 씁니다.
- 말하고 싶었으나 두렵고 창피해서 하지 못한 것들을 씁니다.
- 내가 겪은 일을 사실대로 쓰고, 당시 느낀 감정을 털어놓습니다.
- 문법, 철자, 문장의 오류에 대해서는 걱정하지 않고 씁니다.

하루 15분 정도 글을 쓰십시오.

글쓰는 시간과 장소는 '마음 깊은 곳에서 원하고 필요하다고 느낄 때', '방해받지 않는 곳'이 좋습니다. 글쓴이는 익명으로 하며, 쓴 글은 본인이 가지고 있는 것을 원칙으로 합니다.

중요한 점은, 다른 사람의 기준에 맞추어 글을 쓰는 것이 아니라, 오직 자기를 위해 글을 써야 한다는 것입니다.

일기는 심리적 문제를 고민하지 않아도 되지만, 글로 털어놓기는 자기의 내적 감정까지 솔직하게 써내려가야 합니다. 글쓰기가 도저히 불가능한 사람은 녹음기나 컴퓨터를 사용해도 무방합니다.

글을 쓰고 난 직후에는 잠시 슬프고 우울할 수도 있지만, 이러한 감정들은 한 시간 이내에 사라집니다. 사건에 몰입해 있던 순간의 삶을 약간 떨어져서 볼 수 있고, 이후 안도감과 행복감, 만족감을 얻게 됩니다.

그렇게 글쓰기로 심리적 외상이 풀리면서 마음속의 묵은 쓰레기가 청소되고 기억이 좋아져 새로운 아이디어가 떠오르면서 문제 해결까지 도움을 받게 됩니다.

말로 털어놓는 것도 효과가 있습니다. 말로는 누구에게 어떻게 털어놓는 것이 좋을까요?

대부분 자기에 대해 알고 있는 신부님에게 고해성사를 하기보다는 자기를 모르는 술집의 직원이나 택시 기사 또는 미용사에게 털어놓는 것이 훨씬 쉽다고 말합니다. 이는 차후에 자신에게 돌아올지도 모르는 비난으로부터 자유롭기 때문입니다. 전화 상담의 장점이 바로 이것입니다. 채팅이 유행하는 이유도 모르는 사람에게 털어놓고 싶은 인간의 욕구가 작용하기 때문입니다.

예를 하나 들어보겠습니다.

아들을 잃은 어떤 부인이 있었습니다. 2~3주까지는 친구들이 전화를 자주 하면서 여러 가지로 정말 친절하게 챙겨주었습니다. 그런데 어느 때부터인가 갑자기 아무에게도 전화가 걸려오지 않는 것입니다. 부인은 아들을 잃은 슬픔도 슬픔이지만, 사회적으로 고립되는 것 같아 더욱 힘들었다고 합니다. 다시 말해, 자신의 아픔을 털어놓을 대상이 없어졌다는 데서 오는 고립감이 부인을 더욱 가슴 아프게 했습니다.

미시간대의 콥(S. Cobb) 교수는 스트레스와 친구 관계에 대해 많은 연구를 하였습니다. 수백 건의 연구를 통해 얻은 결론은, 심리적 상처를 함께 이야기할 수 있는 친구, 마음을 솔직하게 털어놓을 수 있는 친구가 많을수록 슬픔이나 질병, 죽음으로부터 자유로워진다는 것입니다.

여기서 핵심은 과연 이 사람이 신뢰할 만한 사람인가 하는 것입니다. 털어놓기가 안전하다고 생각할수록 더 정직하게 고백할 수 있는 것입니다.

세상에서 가장 행복한 사람은 그 어떤 비밀도 털어놓을 수 있는 친구가 있는 사람입니다. 그 가운데서도 가장 안전하게 털어놓을 수 있는 분은 당신을 창조하시고 당신의 생명을 지키시는 하나님입니다.

유머 가운데, 맹구 이야기가 있습니다.

맹구가 한문 시험을 봤답니다. '친구'를 사자성어로 적어보라는 문제였습니다. 선생님이 채점을 했습니다. 많은 학생이 '관포지교', '막역지우', '죽마고우'라고 적었습니다. 그런데 맹구의 시험지를 채점하던 선생님이 배꼽을 잡고 웃었습니다. 답안에는 '불알친구'라고 적혀 있었습니다. 불알친구는 '네가 어려 벌거벗었을 때부터 잘 알고 있다'는 뜻입니다.

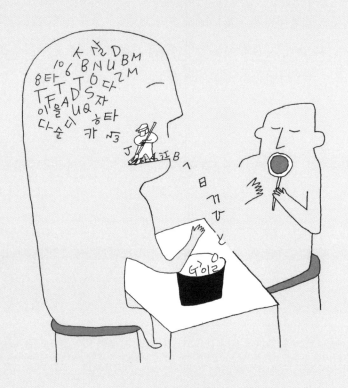

억제는 건강을 악화시키지만,
털어놓기는 마음을 청소하여 건강을 회복시킵니다.
감정을 숨기지 말고 솔직하게 표현하십시오.

우리를 창조하신 하나님도 인간에게 "너희는 나의 친구(요한15:14)"라고 불러주었습니다. 우리의 어릴 때뿐 아니라, 상한 마음의 중심까지 잘 아시는 분입니다. 그 분에게 털어놓으면 놀라운 효과를 얻게 됩니다.

하나님께 털어놓는 것은 두 배 이상의 효과가 있습니다. 털어놓는 기도를 흔히 '토하는 기도'라고 말합니다. 기독교인이라면 털어놓은 글을 가지고 기도 시간에 솔직하게 읽으면서 하나님께 털어놓는 기도를 해보십시오. 엄청난 효과를 얻게 됩니다.

웃음의 치료 효과를 연구한 노먼 커즌스(Nonnan Cousins) 박사는 웃는 것도 운동이라고 했습니다. '웃음은 체내 조깅'입니다. 크게 웃으면 몸속 600개 근육 가운데 250개에 영향을 주고, 심장박동 수는 60회에서 90회로 증가합니다. 이는 시속 6km 속도로 9분 동안 빨리 걷는 정도의 운동 효과와 같다고 합니다.

무엇보다 암은 면역력과 깊은 관계가 있습니다.

조성훈 박사는, 웃음 후에 면역 NK세포(자연살해세포)가 활발하게 암세포의 세포막을 공격하는 것을 현미경으로 확인했습니다. 이것은 스트레스 때보다 면역력이 20배 이상 폭발적으로 증가한 것으로, 그 효과의 반감기도 8~12시간 동안 지속된다고 했습니다. NK세포가 10% 정도만 활성이 되어도 암세포 파괴에 직접 영향을 미치게 됩니다.

'암 환자는 웃지 않는다'라는 말이 있습니다. 항상 밝은 모습으로 싱글벙글 웃는 사람에게 암은 먼 나라 이야기입니다.

억지로 웃어도 웃음의 효과가 나타난다 해서, 이른바 '입꼬리 훈련법'이 개발되기도 했습니다. 그러나 가장 좋은 방법은, 웃을 때 감정을 숨기지 말고 그냥 마음껏 웃는 것입니다.

입을 감추며 속으로 "킥킥-"이라 말고, 가슴을 확 펼치고 "으하하하-"하고 크게 웃으십시오.

소리 내어 웃는 것을 일부러라도 연습해야 합니다. 처음에는 혼자 거울 앞에서 해보다가 다음은 가족 앞에서, 마지막은 많은 사람의 시선을 받을 정도로 크게 웃으십시오. 웃음으로 쌓여 있던 감정의 쓰레기를 내버릴 수 있습니다.

반대로, 울고 싶을 때도 참지 말고 마음껏 우십시오.

일본 류머티즘의 권위자 요시노 신이치 교수는 우는 것과 웃는 것은 같은 효과가 있다고 말합니다. 중증 류머티즘 환자에게 눈물을 흘리게 한 후 면역 기능을 관찰했더니 코티솔(스트레스 호르몬)과 인터류킨-6(류머티즘을 악화시키는 호르몬) 수치가 줄어들고, 암을 공격하는 NK세포가 월등히 활성화되었습니다.

'눈물은 참을수록 스트레스가 쌓인다. 가능한 한 오래, 격렬하게 울면 풀린다'는 말이 있습니다.

행복해지고 싶으세요? 그럼 마음껏 우십시오.

용서하기, "나를 분노의 감옥에서 해방"

암 환자에게는 자신의 건강을 위해서 무엇보다 용서가 필요합니다.

용서를 해줘야 하나 말아야 하나를 고민해본 적은 있는지요? 아니면 "내 건강보다, 먼저 그 놈이 망하는 꼴을 보고 싶어. 난 용서해줄 수가 없어", 이런 마음을 갖고 있는지요?

놀이터의 모래판에서 놀고 있는 두 아이를 두 아빠가 보고 있습니다.

한 아이가 장난감 트럭으로, 그네로 뛰어가던 다른 아이를 공격했습니다. 그러자 공격 받은 아이가 친구를 돌아보며 이렇게 소리를 질렀습니다. "미워. 미-워. 다신 너하고 말도 안 할 거야." 10분쯤 지났을 때, 두 아이는 다시 서로에게 공을 던지며 즐겁게 놀고 있었습니다.

이 광경을 지켜보던 한 아이의 아버지가 고개를 흔들며 감탄과 놀라움이 섞인 표정으로 다른 아이의 아버지에게 말했습니다.

"어떻게 저럴 수 있죠? 심하게 싸우던 아이들이 어떻게 금방 사이좋게 놀 수 있을까요?"

다른 아이의 아버지가 대답했습니다.

"그러게요. 아이들은 정의가 아니라 행복을 선택하기로 한 것 같네요."

어린아이들은 하찮은 다툼보다, 상황에 적응하면서 인생에서 무엇이 더 중요한지를 직감적으로 알고 있습니다.

인간은 서로를 필요로 하는 존재입니다. 남을 미워하거나 원망을 품기보다는 사람과 사람 사이의 관계를 회복하는 쪽을 선호합니다. 그러나 차츰 어른이 되면서 이러한 용서하기가 점점 힘들어지는 것 같습니다.

용서한다는 것은, 그동안 내게 상처를 준 사람에게 내가 의식적으로 내렸던 죄의 선고로부터 풀어주는 것입니다.

내가 용서하는 순간 죄수는 감옥에서 해방됩니다. 하지만 무엇보다도 중요한 점은 그 어둡고 지옥 같았던 감옥이 상대방의 감옥이 아니라, 바로 자신의 마음속에 있는 감옥이라는 사실입니다.

루이스 스메데스(Lewis Smedes)는 "용서하는 것은 내가 상대방을 풀어주는 것 같지만, 사실은 그 분노의 감옥에서 나를 해방시키는 것"이라고 했습니다. 분노의 감옥, 그 파괴적인 힘으로부터 자유로워지기 위해서는 보복을 하든가 아니면 용서를 해주어야 하는 것입니다.

만약 우리가 용서를 하지 않는다면, 할 수 있는 일은 보복뿐입니다. 보복은 쉬울 것 같지만, 과거의 상처에 내가 집착하게 되어 상처를 반복적으로 되살아나게 합니다. 마치 우리의 영혼에 비디오 장치를 심어놓은 것과 같아서 결코 꺼지지 않고 반복적으로 고통스런 장면을 떠올리게 합니다. 즉각적으로 재생하고, 그럴 때마다 그 고통을 현실로 경험하게 합니다. 그 고통을 경험할 때마다 몸에서는 쓰라린 과거를 현실로 인식해 꼭 같은 스트레스 생리 현상이 나타나기 때문에 몸은 계속 상하게 됩니다.

결국 우리가 용서를 하지 못한다면, 스스로 분노의 감옥에 갇히는 꼴이 되고 맙니다.

그렇다고 용서하기가 쉬운 것은 아닙니다. 대체로 용서해주기 힘들어 하는 이유는 다음과 같습니다.

'내가 용서해주면 상대방의 잘못을 면죄하는 것은 아닌가? 내가 용서해주면 그는 나에게 얼마나 아픈 상처를 주었는지 모르게 된다. 또 용서해준다면 내가 약해서 어쩔 수 없이 해주는 것처럼 보이지는 않을까? 만약 그가 마땅한 값을 치르지 않는다면 그는 결코 변하지 않을 것이고, 또 다른 사람에게도 계속 나쁜 짓을 할 것이다. 그래서 복수를 해야 비로소 나는 마음의 평화를 얻을 수 있을 것이다.'

이 모든 생각은 잘못된 것입니다. 이러한 생각들이 당신의 마음을 더욱 어둡고 우울한 지옥으로 만듭니다.

그렇게 되지 않기 위해서라도 용서는 반드시 필요합니다. 용서는 나를 분노의 감옥에서 해방시켜줍니다. 묶인 것을 풀어주면 몸속의 모든 유전자가 풀려납니다. 고통스런 마음이 평안하고 유연한 마음으로 바뀝니다. 고립에서 벗어나 사회로 나갈 수 있는 넓은 마음이 길러집니다. 당신의 병약한 몸이 건강한 몸으로 회복됩니다.

한편, 용서에는 상당한 기술이 필요합니다.

영화 〈밀양〉에서 유괴 살해된 아이의 엄마는 범인을 신앙적으로 용서하려고 합니다. 그러나 범인이 "난 벌써 하나님으로부터 용서를 받았다"고 말하자 엄마는 처절하게 절망합니다. 그 장면이 떠오르십니까?

"하나님, 저는 아직 그 인간을 용서해주질 못했는데, 어찌 그를 용서해주는 겁니까?"

사실 우리가 용서하기 힘들어 하는 것도 이와 비슷한 경우가 많습니다. 이러할 때 어떻게 용서를 할 수 있겠습니까?

예일대 심리학과 교수 재니스 스프링(Janis A. Spring)은 저서 ≪용서의 기술(How can I forgive you?)≫에서 "용서를 하면 스스로 치유를 할 수 있을 뿐 아니라 정신적·육체적으로도 건강해진다고 하는데, 이 말은 한편은 옳지만 한편은 허구"라고 말합니다.

그는 사회적·종교적으로 강요에 의해 성급하게 용서의 말을 내뱉기 전에 상처받은 자신의 감정을 먼저 들여다보라고 충고합니다. 뉘우치지 않는 가해자를 용서하려고 애쓰지 말라고 합니다. 때로 용서하지 말고 그대로 놔두라고 합니다. 그런 다음, 용서의 재구성 과정이 있고 나서야 드디어 순수한 용서가 가능하다고 합니다.

우리는 자주 "너 이번이 두 번째야. 삼세판이라고, 한 번만 더 하면 가만 안 둬"라고 말합니다. 우리는 흔히 두 번 정도는 참아줍니다.

≪성경≫에서 베드로는 예수님에게 "일곱 번까지 용서해줄까요?" 하고 묻습니다. 베드로는 우리보다 용서에 대한 넓은 마음을 가진 것 같습니다. 그러나 예수님은 "일곱 번씩 일흔 번이라도 용서하라"고 하십니다. 어떻게 사람이 이렇게 참을 수 있습니까?

이때 쉽게 놓쳐버리는 말씀이 있습니다.

"만일 네 형제가 죄를 범하거든 경계하고, 회개하거든 용서하라. 만일 하루 일곱 번이라도 네게 죄를 얻고, 일곱 번 네게 돌아와 내가 회개하노라 하거든, 너는 용서하라."(누가복음17:3-4)

하나님의 사랑은 무조건적이지만, 용서는 조건적입니다. 죄를 범하면 경계해야 합니다. 잘못을 회개하지도 않는 자를 용서하면 그의 죄를 묵인하는 것이 됩니다. 앞으로도 더 죄를 지으라고 장려하는 것입니다. 그를 더욱 더 죄의 사람으로 방치해두는 것입니다.

예수님은 "회개하지 않는 자를 용서하라"가 아니라 "회개하면 용서하라"고 했습니다.

남편이란 작자가 돈은 벌어오지 않고 하루가 멀다 하고 술만 퍼마시는 데다, 집에 들어오기만 하면 살림살이를 부수고 식구들을 못살게 합니다. 그것도 모자라 아내에게 폭력을 행사하는 것은 물론이요, 어떤 때는 칼을 휘두르며 위협하기까지 합니다.

아내는 수도 없이 이혼을 결심하지만 자식이 마음에 걸리고, 이혼하면 죽이겠다는 남편의 위협이 두렵습니다. 게다가 독실한 신앙인인 까닭에 "원수까지 용서하라"는 말씀이 발목을 잡습니다. 그렇게 억지로 참고 살다 보니, 결국 유방암이라는 병이 덜컥 찾아옵니다.

이 경우 아내는 한 번만 용서한 것이 아니라 평생을 수도 없이 '용서'해왔는데, 그래도 원수는 여전히 집 안에 앉아 있는 겁니다. 이 여인은 과연 얼마나 더 남편을 용서해야 할까요?

이럴 때는 무엇보다 자신의 감정을 먼저 돌보아야 합니다. 그리고 문제를 분석해 해결해나갈 수 있는 합리적인 방법과 과정을 찾아야 합니다. 그래야 다음에 비로소 참된 용서를 할 수 있습니다.

용서는 나를 분노의 감옥에서 해방시켜줍니다.
묶인 것을 풀어주면 몸속의 모든 유전자가 풀려납니다.
고통스러웠던 마음이 평안해집니다.

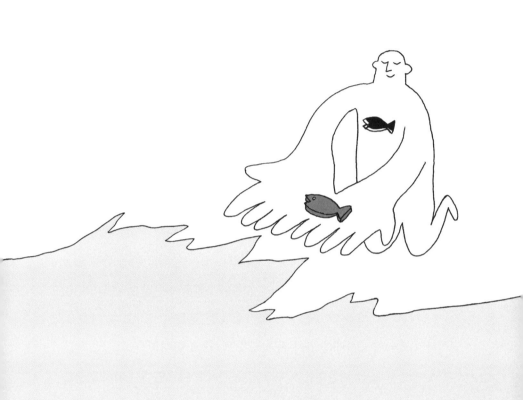

합리적 과정이란 무엇일까요?

용서를 할 때 먼저 자기감정을 돌보는 일이 필요합니다. 이 과정이 '털어 놓기'와 '토하는 기도'입니다. 음식을 잘못 먹어 속이 답답할 때 토하고 나면 시원해지는 것처럼, 글이나 기도를 통해 감정을 털어놓고 나면 사물이 정상적으로 보이기 시작합니다. 그다음에는 나를 그렇게 괴롭혔던 상대에 대해서도 서서히 이해되기 시작합니다. 이때 비로소 참다운 용서가 이루어지는 것입니다.

〈최후의 만찬〉을 그린 화가 레오나르도 다빈치가 예수님과 열두 제자를 그릴 때 있었던 일입니다.

예수님을 팔아먹은 가룟 유다의 얼굴을 그릴 때 일평생 자기를 질투하고 괴롭힌 원수 같은 친구의 얼굴을 그렸답니다. 생각만 해도 마귀 같은 얼굴을 몸서리치며 그렸다는 것입니다. 그런데 다음으로 예수님 얼굴을 그리려니 이미지가 떠오르지 않았습니다. 화가로서 붓을 들지 못하고 몇 달을 고민하다가 결국 수도사에게 가서 이 사실을 털어놓았답니다.

수도사는 "자네를 괴롭히는 그 친구를 용서하지 않으면 예수님의 얼굴을 그릴 수 없네"라고 말했습니다. 다빈치는 눈물로 회개하고 또 회개하였습니다. 털어놓는 기도, 토하는 기도, 회개의 기도를 올리고 올렸더니 비로소 마음의 평화가 찾아와 예수님의 평화로운 얼굴을 그릴 수 있었습니다.

털어놓기와 토하는 기도를 하고 또 하십시오. 한 번 하고 나면 분노의 감정이 반으로 줄어듭니다. 하고 또 하십시오. 분노의 감정이 사라질 때까지, 일곱 번씩 일흔 번이라도 하십시오. 분노의 감정이 사라져야 비로소 진정한 용서가 이루어집니다.

또 하나 기억해야 할 것은, 용서의 과정에는 영적이면서도 우주적인 조망이 필요하다는 사실입니다.

영적이면서도 우주적인 조망이란, 나의 눈으로 사건을 보는 것이 아니라 하나님의 눈으로 사건을 해석할 수 있는 확장된 시각을 의미합니다.

갤럽에서 900명 이상을 대상으로 조사했는데, 83%의 응답자가 "용서를 위해서 신앙적 도움이 필요하다"고 응답했습니다.

≪성경≫에 보면, 형들에게 팔려 애굽에 종으로 끌려가 온갖 고생을 다하던 요셉이 드디어 총리가 되어 돌아와 형들에게 다음과 같이 말합니다.

"두려워 마소서. 내가 하나님을 대신하리이까. 당신들은 나를 해하려 하였으나, 하나님은 그것을 선으로 바꾸었습니다. 하나님이 우리 가족을 구원하시려고, 나를 이곳에 먼저 보내었습니다."

이처럼 우주적인 하나님의 눈으로 조망하게 되면, 원수가 아니라 오히려 나를 이렇게 성숙시킨 훈련 조교로서 고마운 사람이 되는 것입니다.

영적 힘이 얼마나 큰지 알 수 있겠습니까?

자신이 암에 걸린 것도 길고 넓은 안목으로 보십시오. 지나고 보면 나와 같은 질병으로 고통당하는 자를 치유하기 위해 나를 '상처 입은 치유자'로 세우셨음을 알게 됩니다.

내가 이렇게 고생한 것도 하나님의 눈으로 보게 되면, 감사의 조건을 찾아낼 수 있습니다.

마음챙김 명상, "시선을 돌려 내면을"

30년 동안이나 길가에 앉아서 구걸을 해온 거지가 여느 날과 마찬가지로 "한 푼 줍쇼"라는 말을 나지막이 중얼거리고 있었습니다. 거지가 내민 낡은 야구 모자에는 가끔씩 동전이 떨어졌습니다. 한 행인이 지나가다가 거지에게 말했습니다.

"난 가진 게 아무것도 없으니 적선도 할 수 없구려. 그런데 당신이 걸터앉은 그건 뭐요?"

"이거 말이요? 그냥 낡은 상자일 뿐입죠. 난 늘상 이 위에 앉아 있었소. 언제부터인지 모르지만 어쨌든 난 이 상자 위에 쭉 앉아 있었소만."

행인은 상자를 가리키며 말했습니다.

"한 번이라도 그 안을 들여다본 적이 있소?"

"그건 봐서 뭐하게요? 안에는 아무것도 없어요."

"안을 한번 들여다보시구려."

행인이 다그쳤습니다. 거지는 마지못해 상자 뚜껑을 들어 올렸습니다. 그런데 웬일입니까? 상자 안에는 놀랍게도 황금이 가득 차 있었습니다.

이 이야기 속의 거지와 마찬가지로 보물 상자는 여러분과 분리되어 있는 그 무엇이 아니라, 여러분의 내면에 있는 것입니다.

사람의 눈은 밖으로 열려 있어서 자기 눈에 보이는 것으로만 느끼고 생각하고 판단하는 것에 길들여져 있습니다. 그러나 시선의 방향을 바꾸어 내면을 바라볼 수 있다면, 세상이 제공하는 그 무엇과도 견줄 수 없는 보물 상자가 자기 안에 있음을 발견할 수 있을 것입니다.

명상은 '시선을 거꾸로 돌려 자기 내면을 바라보기'라 할 수 있습니다.

하지만 사람들 대부분이 자기 삶에서 한 번도 시도해보지 않은 방법이라 명상을 생소하고 낯설게 느낍니다. 뿐만 아니라 밖으로 향한 그칠 줄 모르는 생각의 행렬과 그로 인한 소음이 내면의 고요한 세계를 발견하지 못하도록 가로막고 있습니다.

짙은 안개에 둘러싸인 밤길을 걷고 있다고 상상해보십시오.

당신이 들고 있는 손전등이 안개를 뚫고 당신 앞에 좁다랗게 밝은 공간을 만들어주고 있습니다.

여기서 안개는 당신의 과거와 미래를 포함하는 삶의 상황과 생각들입니다. 그리고 손전등은 당신의 깨어 있는 의식, 곧 명상의 상태이며, 마지막으로 밝은 공간은 '지금 여기'입니다.

처음 밤길을 걸을 때 지척을 분간할 수 없어서 밀려오는 불안감, 자포자기하고 싶은 마음, 자신감 결여, 두려움 같은 것이 있습니다. 그러나 차츰 익숙해지면 내면의 밝은 불빛이 나타나 당신을 편안하게 목적지로 인도할 것입니다. 더 나아가 존재의 기쁨, 흔들리지 않는 평화, 영원과 이어지는 생명, 열린 자유의 공간을 경험할 수 있습니다.

이런 경험을 하다 보면, 결국 질병은 잘못된 판단과 곡해로 고정관념에 사로잡혀 노예 같은 생활습관을 반복하면서 생긴 것임을 알 수 있습니다.

이야기의 본론으로 들어가서, 대표적 의료 명상법인 '마음챙김 명상법(MBSR)'을 소개하겠습니다.

MBSR은 영어 'Mindfulness Based Stress Reduction'의 줄임말로, 우리말로는 '마음챙김을 기반으로 하는 스트레스 감소 프로그램'이라 번역됩니다. 이 명상 프로그램은 1979년 매사추세츠 의료원의 존 카밧진(Jon Kabat-Zinn) 박사가 처음 시작했습니다. 1990년대에 들어서는 스트레스 관련 심인성 환자의 치료에 적용하면서 이름을 지금의 MBSR로 붙였고, 2000년대에는 우울, 불안, 공황 등 만성 환자를 대상으로 하는 마음챙김 인지행동치료, 즉 MBCT(Mindfulness-based Cognitive Therapy) 프로그램도 개발되었습니다.

마음챙김의 중심 내용은 내가 '지금(Now) 이곳(Here)'에 '마음을 모으는 (Mindful)' 것으로 정의할 수 있습니다. 한자로는 '今(금) + 處(처) + 心(심)', 즉 '念處(염처) 명상'으로 부릅니다.

스트레스 관련 환자들은 정신을 어느 한 곳에 집중하지 못하고 산만합니다. 탐욕, 미움, 어리석음(탐·진·치)에 끌려다니는 사람들입니다. 바깥 대상에 대해 지나치게 욕심을 내거나, 성급하거나, 화를 잘 내거나, 우울하거나, 불안해하거나, 긴장하거나, 공포에 떨기니 하는 경우가 모두 여기에 포함됩니다.

마음이 산만해지면 집중력이 떨어집니다. 하지만 나의 몸과 감각, 그리고 생각에 집중하는 훈련(명상)을 하고 나면 바깥으로 떠돌던 산만한 마음이 깨어 있는 마음으로 바뀌고 건강한 몸으로 바뀝니다.

MBSR 프로그램의 공식 명상으로는 바디스캔, 호흡 명상, 정좌 명상, 하타 요가가 있고, 비공식 명상으로는 먹기 명상, 걷기 명상, 자비 명상이 있습니다. 어느 것이든 두 가지 이상을 결합해 하루 45분씩 일주일에 6일 동안 실천하는 것을 원칙으로 합니다.

8주간의 MBSR 훈련을 하고 나면 일반적으로 몸과 마음에 엄청난 긍정적 효과가 나타납니다. 몸과 마음의 관계, 자신의 몸, 자신의 질병을 바라보는 관점이 달라지고, 마음이 밝아지며, 심신이 이완됩니다.

또 만성 통증, 불안감, 신경증, 우울증, 고혈압, 심장병, 편두통, 관절염, 각종 암, AIDS, 건선 피부병 등의 징후가 경감되거나 또는 치유됩니다. 특히 면역 기능 향상으로 평소 감기와 같은 감염성 질환에 잘 걸리지 않습니다.

여기서 잠시, 서양의학자들이 최근 MBSR에 이토록 관심을 갖게 된 궁극적인 이유가 무엇인지에 대해 알아보겠습니다.

서양의 치료 이론은 대부분 다음 원리에 바탕을 두고 있습니다.

'장애를 지닌 사람들은 현실을 왜곡하는 경향이 있는데, 이를 올바른 생각으로 바꾸면 치료되고, 몸의 질병은 그 병소만 제거하면 낫는다.'

그러나 이러한 철학에 바탕을 둔 서양의학의 치료는 '환자마다 독특하고 다양한 생각을 가지고 있으며, 그들의 삶 또한 다양한 환경에서 끊임없이 변화한다'는 문제에 봉착하게 됩니다.

상황이 이러한데, 어찌 항상 같은 치료 방식이 통할 수가 있겠습니까? 결국 서양의학적 치료는 환자들의 불만과 증상의 재발을 초래할 수밖에 없는

데, 바로 여기에 서양의학의 한계가 있습니다.

뿐만 아니라 서양의 심리치료는 대부분 인과론에 바탕을 두고 있어서 현재의 문제도 과거의 원인으로 설명하고, 미래에 대한 대처도 여기에 초점을 맞춥니다. 하지만 환자는 "과거가 그래서 어쨌다는 건데? 내가 힘든 것은 바로 지금이야!"라며 불만을 토로합니다. 또한 과거의 경험이 오늘 문제의 원인임을 알았다 치더라도, 또다시 문제 상황에 처하면 과거의 어려움이 반복되거나 새로운 대처 방식에 혼란을 겪을 수밖에 없습니다.

그러나 MBSR의 수행 방식은 떠돌아다니는 마음을 현미경으로 보듯 집중해서 보고, 동시에 망원경으로 보듯 전체를 봅니다. 이렇게 할 때 몸과 마음의 경험을 스스로 알아차릴 수 있게 됩니다.

사람의 마음은 제 멋대로 떠돌아다니다 원치 않는 곳에 집착하게 되고, 이때 만들어지는 것이 고통(dukkha; suffer)입니다. MBSR은 '세상에는 집착할 만한 알맹이가 없고, 따라서 집착 역시 신체적·정신적 조합 과정에서 만들어진 환상이며 착각일 뿐'이라는 사실을 체득하게 해줍니다.

MBSR 수련에서는 고통의 근원을 세 가지 집착, 즉 탐·진·치(貪瞋癡)로 보는데, 그 핵심은 무지(無知)라고 할 수 있습니다. 무지는 '탐(쾌, 갈망)과 진(불쾌, 혐오)에 빠져서 지금 내가 어떤 일로 인해 무엇을 하고 있는지 알지 못한다(치)'는 바로 그것입니다.

쾌락과 불쾌의 무의식석인 느낌이 기계석으로 반복되면 '맹복적인 습관'을 낳고, 결국 욕망과 혐오로 성장하게 됩니다. 욕망은 애착을 만들고 혐오는 증오를 이루어, 결국 고통의 늪에서 헤어 나오지 못하게 됩니다.

무지의 사슬을 타파하기 위해서 가장 중요한 순간인 '지금 현재'를 관찰하는 것도 이런 이유에서입니다.

즐거운 감각을 찬찬히 관찰하면 애착을 제거할 수 있고, 괴로운 감각도 똑바로 관찰하면 혐오감을 사라지게 할 수 있습니다.

MBSR을 통해 이러한 습관적 행위를 중단시키면 습관의 악순환과 연쇄 과정이 깨지면서 고통이 줄어듭니다. 탐·진·치를 제거하는 것이 곧 '해탈' 이라고 할 수 있습니다.

그렇다면, MBSR을 하면 과연 마음에 어떤 심리적 변화가 일어나게 될까요? MBSR에는 어떤 치유적 기능이 있는 것일까요?

심리적으로 자기를 관찰하면, 보고 있는 '주관적인 나'를 '객관적인 나'로 보게 됩니다.

이로 인해 첫째, 자기 이해가 깊어지고 자신에 대한 통찰력이 높아집니다. 둘째, 과거의 잘못된 습관이 개선됩니다. 셋째, 부정적인 심리 경험을 노출시킴으로써 인내력이 강해집니다. 넷째, 현재를 관찰할 수 있어 정서적 동요가 줄어들고 마음이 평안해집니다. 다섯째, 현재의 자기 경험을 통해 매순간을 새롭고 신선하게 느낄 수 있습니다. 이러한 경험은 책으로 배우는 것이 아니라, 직접 체험해보는 것이 더욱 중요합니다.

또한 통증이나 불안 상태에 있는 나를 좀 더 거리를 두고 관찰함으로써 그러한 것이 단지 생각일 뿐임을 알아차리게 됩니다. 이러한 관찰력이 어느 단계에 올라서면 어떠한 부정적 경험에도 함몰되지 않은 채 평정한 마음 상태로 살아갈 수 있습니다.

난관 돌파의 원리, "아하! 절정 경험"

저는 선천적으로 혈우병이라는 불치병을 가지고 있었습니다. 20년 전까지만 해도 혈우병은 의학적으로 제대로 대처하지 못해 대부분의 환자는 오래 살지 못했습니다.

저는 일반 사람도 쉽지 않은 대수술을 여러 번 해야 했기 때문에 죽음의 위기도 여러 번 넘겼습니다. 1년간 생사를 넘나들며 까마득한 꿈속에서 천국 가는 빛나는 배를 타고 갔다가 돌아오기를 수도 없이 했습니다.

어느 날 마지막 대수술을 앞두고 있었습니다. 이 수술의 의학적 성공 가능성은 10%밖에 되지 않았지만, 패혈증을 막기 위해 어쩔 수 없이 시도하게 되었습니다.

수술 전날 밤, 의학적 가능성 10% 앞에서 하나님 앞에 외롭게 서게 되었습니다. 순간, 하나님의 모습은 뵐 수 없었지만 천둥 같은 음성이 가슴속에 들려왔습니다.

"너는 내일 내게 무엇을 가져오겠니?"

저는 곰곰이 생각을 해봤습니다.

가난한 가정에서 50세 아버지의 늦둥이로 병약하게 태어난 나, 당신의 종이 되겠다고 고아원 선생 노릇을 한 것 하며, 가정교사, 마산 결핵요양소 생활, 포장마차 주인, 가락동 농수산물시장 경매원 등등 온갖 고생을 다하며 지나온 세월이 주마등처럼 스쳐 지나갔습니다.

청년 시절에는 신학교에서 경건 훈련만을 쌓았고, 신학과 철학 공부 8년 과정도 남보다 두 배나 힘들게 독학으로 마친 뒤, 어려운 신학대학원 과정도 잘 마치고 이제 목사가 되기 직전 죽음 앞에 서게 되었던 것입니다.

"하나님, 이것 보십시오, 그동안 제가 얼마나 열심히 살아오고, 열심히 공부했는지 당신은 잘 아시잖습니까?"

그때 하나님의 음성이 다시 한번 울려왔습니다.

"그 모든 것, 누구를 위해 해왔니?"

순간 숨이 멎는 것 같았습니다. 그때 비로소 나 자신에게 정직하게 물을 수 있었습니다. 그리고, 사람이 마지막 유언을 남길 때 가장 진지해진다는 말처럼, 죽음 앞에 서고 나서야 비로소 무엇이 참된 것인지 알게 되었습니다.

"하나님, 지금까지 당신의 종이 되겠다고 열심히 살아온 것이 알고 보니 모두 나를 위해 살아온 것이었습니다. 오늘까지 열심히 공부한 것은, 내가 큰 종이 되고 이름 날리는 목사가 되려고 이곳까지 달려온 것입니다. 제가 주님께 드릴 것이 많은 줄 알았는데 이제 보니 아무것도 없습니다."

지나온 짧은 인생 동안 쓸데없는 무지개를 좇았음을 알게 된 것이지요.

정직해지는 그 순간, 비로소 하나님께서 무엇을 가장 소중히 여기시는지도 알게 되었습니다. 그것은 천하를 주고도 바꿀 수 없는 '생명'이었습니다.

저는 눈물로 정직한 기도를 올렸습니다.

"하나님, 지금 제가 죽음 앞에서 도저히 죽을 수 없는 두 가지 절박한 이유가 있습니다. 한 가지는 이제 막 첫돌을 맞은 딸아이가 가슴에 박힙니다. 제가 죽으면 아내야 어른이니 걱정할 것이 없지만, 이 아이는 평생 아빠의 얼굴도 모른 채 외롭게 살아가야 합니다. 사랑하는 이 아이를 사랑할 수 있게 한 번만 더 기회를 주십시오. 또 한 가지는 하나님과 저와의 문제입니다. 제가 당신께 드릴 것이 없습니다. 기회를 주시면 주님이 그토록 원하시는 생명 살리는 일을 위해 살겠습니다. 제게 한 번만 더 기회를 주십시오."

그날 밤, 주님은 저에게 세 가지 신비로운 환상을 보여주셨습니다.

다음날 수술은 그 환상대로, 기적적으로 살아나게 되었습니다. 이후 고비 고비 힘든 1년의 투병 생활이 있었지만, 결국 건강을 회복할 수 있었습니다. 다른 두 가지 환상도 오늘날까지 그대로 이루어지고 있음을 경험하고 있습니다.

1년 후 퇴원하던 날, 세상은 예전과 완전히 달라 보였습니다. 이전에는 원망과 불평으로 살았던 제가 이제는 순간순간 살아 있음에 감격하고 있었습니다.

딸아이가 달려와 품에 안길 때는 천사가 와서 안기는 것 같았습니다. 세상의 풀 한 포기, 이름 모를 들꽃마저도 나를 위해 손을 흔들며 웃고 있었습니다. 예전엔 모든 사물이 흐릿하게 보였지만, 이제는 어찌도 그렇게 선명한 색상으로 보이는지 신비롭기만 했습니다.

이러한 경험은 그때 한 번으로 끝난 것이 아니라, 지금까지도 계속되고 있습니다. 늘 넘치는 기쁨으로 살아가고 있습니다.

이러한 경험이 바로 '브레이크아웃 체험'이라는 것을 알게 된 것은 훨씬 뒤의 일입니다.

'브레이크아웃의 원리(Breakout Principle)', 곧 '난관 돌파의 원리'에 대해 좀 더 과학적인 설명을 하겠습니다. 이 이름은 하버드대 의대의 허버트 벤슨 박사가 2003년에 지은 같은 제목의 책에서 그대로 따온 것입니다.

그는 1975년 첫 저서인 ≪이완 반응(Relaxation Response)≫을 시작으로, 1985년 ≪이완 반응을 넘어서(Beyond the Relaxation Response)≫, 1997년 ≪영원한 치유: 믿음의 힘과 생물학(Timeless Healing:The Power and Biology of Belief)≫을 잇달아 출간했습니다. 그리고 이들 전체를 통합해 출간한 저서가 바로 ≪난관 돌파의 원리(Breakout Principle)≫입니다.

그는 기도나 명상을 할 때 나타나는 심리적·생리적 결과를 의료 과학적으로 검증하였습니다.

우선, 우리가 기도나 명상을 할 때 부교감신경의 활동이 높아져서 생리적으로는 저대사 상태가 되고 심리적으로는 안정과 평화감이 나타나는데, 이때 스트레스에 의한 교감신경의 반응을 차단하는 특징이 있다는 사실을 알아냈습니다. 이것이 현대 심리학과 의학계에서 주목을 받게 된 것입니다.

특히 이때 뇌에서는 전기적 활동으로 이완 상태의 뇌파, 즉 알파파(α파)와 세타파(θ파)가 나타납니다. 의식은 깨어 있는 상태이지만 무의식 세계에 들어가기에 창의적 생각이 막 튀어나오고, 어려운 문제의 해결책이 떠오르는 '난관 돌파'를 경험합니다.

그리고 세타파가 출현할 때 호흡을 통해 일산화질소(NO)가 방출되는데, 이것이 과거부터 지속되어오던 타성을 깨뜨리는 방아쇠 역할을 합니다.

일산화질소는 반딧불이가 불을 켤 때 발생하는 기체 물질로 기억과 학습을 증진시키고, 안정감과 동시에 절정감을 주며, 우울증 치료에 도움을 줍니다. 또 혈관을 확장시켜 심장과 뇌의 혈액 흐름을 개선합니다. 면역 계통을 강화시키는 역할도 하는데, 특히 암 환자 치유에 큰 도움이 되는 것으로 밝혀졌습니다.

최근에는 뉴로피드백 기기를 통해서 이 단계로 빨리 진입하는 훈련도 하고 있습니다. 처음 수련하는 사람은 거의 알파파에 머물 뿐 깊이 들어가지 못하지만, 15~30회 수련하면 대부분 세타파 단계로 들어갑니다. 뉴로피드백 기기도 도움을 주기는 하지만, 환자에게 가장 확실하게 도움을 주는 것은 역시 기도와 명상입니다.

수련 방법은 4단계 변화를 실천하는 것입니다.

1단계는 스트레스 및 고투(struggle), 2단계는 문제 풀기(release, 방아쇠), 3단계는 난관 돌파(breakout)와 정상 체험(peak experience), 4단계는 새로운 정상 상태(new-normal state)입니다. 즉 변화를 위해 풀기, 돌파, 정상 체험, 나눔 과정 등을 수련하는 것입니다(그림 3 참조). 이곳에서는 이른바 '영적 체험의 과학'을 경험함으로써 질병이나 자신의 문제들을 해결하게 됩니다.

하루 30분씩, 일주일에 6일 동안 실천함을 원칙으로 하며, 치유 효과를 보려 꾸준히 8주간 실천합니다.

기도와 명상의 대표적인 치유 효과로는 두통을 비롯해 협심증·고혈압·불면증·과다 호흡 증후군·요통의 경감, 그리고 항암치료 등이 있습니다. 또 불안과 우울증, 메스꺼움, 구토, 설사, 변비, 조급증 등의 증상이 개선되고, 심리적으로 스트레스를 감소시켜 내적인 평화와 정서적 균형이 잡힙니다.

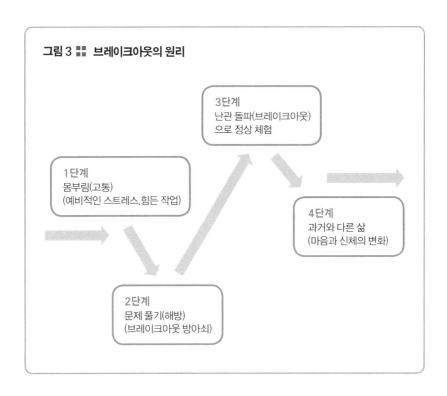

그림 3 ▦ 브레이크아웃의 원리

3단계
난관 돌파(브레이크아웃)
으로 정상 체험

1단계
몸부림(고통)
(예비적인 스트레스,힘든 작업)

4단계
과거와 다른 삶
(마음과 신체의 변화)

2단계
문제 풀기(해방)
(브레이크아웃 방아쇠)

브레이크아웃의 원리는 삶에 '전면적 혁명'을 일으킵니다. 이전보다 왕성한 활동력, 창의력 증진, 생산성 증대, 운동 수행력 향상, 영성 계발 같은 다양한 효과가 나타납니다.

또 이전부터 지속되어오던 부정적 사고 패턴이 완전히 무너지고, 새로운 내면의 등불을 켜게 합니다. 생물의학적 방아쇠가 당겨지는 순간, 무아지경에 들어가게 됩니다.

그러면 어떻게 이 세계에서 절정의 영적 세계로 진입할 수 있을까요?

핵심은 과거의 관습적 생각과 감정의 고리를 끊는 것입니다. 그래야 도약할 수 있습니다. 도약은 몇 단계를 거치면서 순차적으로 일어납니다.

먼저 '영혼의 어두운 밤', '무지의 구름'과 같은 충격적 상황을 맞이합니다. 하지만 피하지 않고 정면 공격으로 집착을 내려놓으면 방아쇠가 당겨집니다. 이 순간 새로운 사고의 문이 열리고 이완되면서, 이전과 다른 새로운 정상 세계를 경험하게 됩니다.

≪내려놓음≫의 저자 이용규 박사는 몽골에서 선교사로 있다가 지금은 인도네시아에서 대학교 설립 교육선교를 하고 있습니다. 그는 누구보다 하나님을 가까이 하길 원하는 사람으로, 가정의 일화를 통해 하나님과 만나는 잔잔한 감동을 전해주고 있습니다.

그가 가난했던 보스턴 유학 시절, 장난감 가게에서 처음으로 아들 동연이가 그렇게 갖고 싶어 하던 버즈 장난감을 사주는 과정에서 생긴 일입니다. 두 살 된 동연이가 장난감을 두 손으로 꼭 움켜쥐고 가게에서 나가려고 하더랍니다. 장난감 값을 계산하려면 계산대에 장난감을 내려놓고 바코드 판독기에 통과시켜야 하는데, 어린 동연이는 잠시 내려놓는 것이 자기 장난감을 빼앗아가는 것인 줄 알고 꼭 쥔 채 울며불며 내려놓지 않았다고 합니다.

이 아이처럼 우리도 내려놓아야 놀라운 영적 선물을 얻을 수 있는데, 집착 때문에 내려놓지 못한다는 것이 작가가 우리에게 들려주는 교훈입니다. 이 내려놓음이 바로 방아쇠를 당기는 것입니다.

그는 더 큰 것을 얻기 위해 하버드대 박사 학위조차 내려놓고 몽골로 인도네시아로 갔습니다. 내려놓는 사람만이 그 기쁨을 경험할 수 있습니다.

정상 체험을 위해 가장 중요한 과정은 촉발자인 방아쇠(breakout)를 당기는 것입니다. 우리는 "내려놔라", "한발 물러서라", "집착을 버려라"와 같은 충고의 말을 자주 합니다. fMRI(기능성 단층촬영술) 혈액 분석기로 관찰해

보니, 놓아버릴 때 실제로 뇌세포에서 엔도르핀, 도파민 같은 물질이 분출된다는 사실이 확인되었습니다.

내면에 부정적 목소리로 저장된 녹음테이프를 의식적으로 잘라버려야, 자동적으로 내면에서 절정 경험 스위치가 작동됩니다. 이것을 모르면 소용돌이 속으로 빠져들어 문제는 더욱 꼬이고, 어려운 인간관계로 벽에 부딪혀 심리적인 문제나 영적 문제에서 벗어나지 못하게 됩니다. '호랑이에게 물려가도 정신만 차리면 산다'는 속담도 이와 같은 뜻입니다.

이런 정상 경험은 기도나 명상을 하면서 몸을 이완시킬 때 가장 잘 일어납니다. 아르키메데스가 따뜻한 욕조 속에서 이완 경험을 하고 있을 때 "유레카(eureka)!" 하고 진리를 발견한 것과도 연관이 있습니다.

브레이크아웃이 촉발하는 순간을 fMRI로 영상화해보니 뇌의 변연계와 뇌간에서는 혈액이 많이 흘렀는데 반대로 호흡률은 극도로 낮아지는 '안정과 동요의 역설(paradox of calm commotion)'을 확인할 수 있었습니다.

안정과 동요는 역설 같지만 건강에 필수적인 것으로 고혈압, 불면증, 우울증, 월경 증후군, 암, AIDS 등에 극적 회복 효과를 나타냈습니다.

브레이크아웃은 정상 경험에 이르게 하는 고속도로 역할을 합니다. 무거운 짐을 내려놓는 순간 브레이크아웃은 일어납니다.

기도 의학, "명상에서 기도로"

최근 기도를 실험한 연구 가운데 가장 대표적인 것이 심장병 학자인 랜돌프 버드(Randolf Byrd) 박사의 연구입니다. 10개월 동안 실험한 그의 연구는 놀랍습니다.

그는 컴퓨터를 이용해 샌프란시스코 병원의 심장병동에 입원한 393명의 환자들을 두 그룹으로 나누었습니다. 한 그룹은 교회와 여러 단체 사람들로 하여금 중보기도를 해주게 했고, 다른 그룹은 아무런 기도 없이 병원 치료만 하도록 했습니다.

이 실험 연구는 엄격한 기준에 맞춘 임상 연구법으로 이중맹검법으로 실시했습니다. 이중맹검법이란, 환자 자신도 기도를 받고 있다는 사실을 몰라야 하지만 담당 의사와 간호사에게조차 비밀에 부쳐 플라세보적 기대 심리를 차단함으로써 기도의 효과를 엄격히 알아보는 실험법입니다.

중보기도를 하는 사람들에게는 환자의 이름과 병명 및 상태를 알려주고, 매일 환자들을 위해 기도하게 한 뒤 일지를 적도록 했습니다. 5개월과 10개월 차에 환자들의 변화를 살펴보니 두 그룹은 여러 면에서 달랐습니다.

실험 결과, 중보기도를 받은 그룹에서는 항생제가 5배 적게 사용되었고, 폐수종 같은 부작용이 3배나 적었으며, 호흡용 튜브 사용도 비교 환자 집단에서는 12명나 있었는데 이들은 없었고, 사망자도 없었습니다. 이 실험은 기도의 힘을 과학적으로 증명한 대표적인 사례입니다.

이후에도 기도가 지닌 힘에 대한 증거는 계속 늘어나고 있습니다.

미국 다트머스–히치콕 의료센터의 연구에 따르면, 심장 수술을 받은 환자 232명 중 신앙의 위로를 받고 있는 환자가 종교가 없는 환자에 비해 사망률이 3배나 적었다고 합니다.

존 크리스티가 〈포브스〉에 실은 '의술로서의 기도'에도 이러한 기도의 힘에 관한 내용이 들어 있습니다. 그는 "기도하고 예배에 참여하는 사람들이 기도의 효과를 안 믿는 사람들에 비해 월등하게 건강하다"고 했습니다. 교회에 다니는 노인들이 다니지 않는 노인들에 비해 혈압이 낮고, 뇌졸중 발생률이 낮으며, 수명도 길다는 사실을 예로 들었습니다.

다트머스대의 정신과 의사 피터 실버파브(Peter Silberfarb) 박사는 종교가 암에 어느 정도 영향을 미치는지 알아보았더니, 90% 정도의 환자가 "종교와 기도가 암에 대처해나가는 데 도움이 된다"고 대답했다고 합니다.

이런 성과에 근거해 2005년 미국 대학원 의료교육 인가위원회는 종교를 구체적인 의료로 정식 인정했고, 18개 대학에서 영성의학을 강의하며, 45만 달러의 연구 보조금도 지급하기로 하였습니다.

이러한 시도는 인간의 몸과 마음을 넘어서 영성까지 치료의 대상으로 삼는 새로운 의학의 출발점이 되었습니다.

하지만 2001년 5월 〈뉴잉글랜드 의학 저널〉에서는 "기도의 효과는 플라세보적 효과에 불과하기 때문에, 의학적 효능이 있다는 사실을 입증할 증거가 없다"고 비판했습니다.

그럼에도 기도의 치유력에는 플라세보 효과를 뛰어넘는 외부의 또 다른 생명의 힘이 작용하고 있음이 분명합니다. 이러한 사실은 허버트 벤슨 박사의 연구 결과에서 잘 드러납니다. 그는 건강 및 행복과 관련된 물질을 실제로 발견했는데, 이 물질이 바로 '일산화질소(NO)'이고, 일산화질소야말로 분자생물학적으로 '영성'을 증명하는 핵심 물질이라 말했습니다.

기도를 할 때 신경생리학적으로 두뇌가 활성화된다는 사실을 측정한 최초의 실험이 있습니다.

EEG(뇌전도), fMRI 등의 최신 과학 장비로 인간의 영적 체험을 측정하는 실험을 한 결과, 불교인들이 명상을 할 때는 위협이나 공포를 감지하는 소뇌 편도의 활동이 차단되었고, 공간과 감각, 자아와 세계를 구별하는 두정엽 회로도 정지 상태에 있었습니다. 이처럼 시간 감각, 자기 인식과 관련 있는 전두엽과 측두엽의 회로가 분리되면 이완 상태에서 우주와 하나가 되는 체험을 하게 됩니다.

기독교인들이 기도할 때도 SPECT(단일 양자 방출 전산화 단층 촬영술)로 촬영을 해보았는데, 하나님과의 대화에 완전 몰입했을 때 불교의 명상 상태의 뇌와 거의 동일하게 나타났습니다. 그러나 말하는 기도를 할 때는 좌뇌가 빠르게 움직이고, 듣는 기도를 할 때는 우뇌를 사용한다는 점이 달랐습니다.

허버트 벤슨 박사는 브레이크아웃의 원리를 영적인 것이라 했습니다. 때로 종교가 없는 사람도 '자각의 피크'라는 초월적 경험을 합니다만, 이것은 자신의 심신에서 일어나는 하나의 심리 현상입니다.

그러나 브레이크아웃을 통한 초월 경험은 영적 현상입니다. 우주 혹은 하나님과 합일감을 느끼고, 신비에 접촉하며, 새로운 동기를 부여받고, 시간이 정지하거나 느린 느낌을 받으며, 기적을 체험하게 되는 것입니다.

미국인 6,000명을 대상으로 한 놀라운 갤럽 조사가 있습니다.

입원한 경험이 있는 사람 가운데 의사로부터 직접 기도를 받아봤다는 사람은 6%뿐이었으나, 기도를 받아본 사람의 95%가 자신의 병 치료에 의사의 기도가 도움이 되었다고 했습니다.

갤럽사의 대표 갤럽 박사도 본인이 암을 극복한 사람으로서 기도의 효과를 톡톡히 보았다고 합니다. 그는 "모든 치유는 신의 영역에 속하며, 모든 치유는 믿음을 요구하며, 모든 치유는 사람을 새롭게 만드는 하나님이 주신 선물이다"라고 말했습니다.

치유 과정에 영향을 미치는 다양한 요소들, 곧 의학과 약물, 과학적 장비와 수술, 보살핌 못지않게 믿음의 기도도 치유에 중요하다고 고백한 것입니다.

미국의 암극복재단(The Cancer Recovery Foundation) 설립자 겸 총재인 그렉 앤더슨(Greg Anderson) 박사는 자신이 암에 걸려 폐 제거 수술을 받은 뒤 4개월 만에 림프관에 암이 전이되어 한 달밖에 살 수 없다는 진단을 받았습니다. 그는 현대의학의 암 요법을 철저히 실천하면서 긍정적 태도와 기도로 암을 극복한 대표적인 사람입니다. 그는 암을 극복한 후 "몸이 정신과 영적으로 직접 연관되어 있기 때문에, 감정의 응어리를 풀고 감사와 기쁨으로 살 때 직접적으로 치유 효과를 보게 된다"는 말을 전하고 다닙니다.

치유에서 가장 중요한 것은 기도입니다. 기도에는 이처럼 면역 결핍 환자의 면역력을 올려주는 기적 같은 힘이 있습니다. 기도는 심리적 기법인 시각화나 자기암시, 심상법, 초월 명상(TM), 바이오피드백, 엔카운터 그룹(집단치료), 명상, 요가 등과는 비교할 수 없을 정도로 효과가 뛰어납니다.

기도는 텔레파시(정신감응), 자기암시, 주술적 힘, 정신 집중(마인드컨트롤), 명상, 호흡법, 심상법이 아닙니다. 예를 들어, 명상은 내면으로 깊이 파고들어 숙고하는 자기중심적인 훈련인 반면, 기도는 하나님 중심적이라는 점에서 분명한 차이가 있습니다.

미국 국립보건원 산하 대체의학연구소의 책임자인 래리 도지(Larry Dossey) 박사는 현대의학을 3단계로 나누었습니다. 1860년부터 1950년까지 약물 중심의 '기계론적 의학의 시대', 1950년 이후 20세기 말까지의 '정신-신체 의학의 시대'를 거쳐, 이제 마지막으로 21세기의 '기의 의학(telesomatic medicine) 시대'가 도래했다는 것입니다.

기의 의학 시대란, 그동안 환자에게 자연스럽게 해오던 기도를 신비 영역에 묻어두지 않고 과학으로 증명해 그 효과를 의학에 적용하는 시대를 말합니다. 도지의 저서 ≪기도 치유-기도의 힘과 의학적 실제(Healing Words-The Power of Prayer and the Practice of Medicine)≫를 읽어보면 훨씬 사세히 알 수 있습니다.

〈뉴스위크〉 2001년 7월호에 실린 '하나님과 두뇌(God and Brain: How we'e wired for Spirituality)'라는 글에는 '인간이 하나님과 연결(wired)되는

것은 뇌다'라는 내용이 나옵니다.

인간은 근본적으로 하나님과 대화하려는 자연스런 욕구가 있습니다. 대화란 말도 하고 듣기도 하는 것입니다. 듣는 기도, 즉 묵상기도는 사람들 사이에서 서로 진정한 속내를 터놓고 대화할 때처럼 하나님 앞에서 자기를 방어하지 않고 솔직한 모습으로 서는 것을 말합니다. 이때 우리의 의식과 두뇌는 명석하게 깨어 있어야 하며, 깊이 있게 말하기 위해 주의 깊게 들어야 합니다.

깊은 기도를 하기 위해서는 뇌의 기능을 잘 이해해야 합니다.

뇌의 중심핵에는 '망상 활동 시스템(RAS; 망상체)'이라는 것이 있습니다. 이 망상체는 우리의 오감을 통해 들어오는 여러 가지 자극을 걸러내고 한 가지 작업에만 집중하도록 해줍니다. 여기에 장애가 생기면 '주의력 결핍 과잉 행동장애(ADHD)'가 나타납니다.

망상체는 학생들의 학습 능률을 올리는 데도 큰 도움이 되지만, 신앙인들이 깊은 묵상기도를 할 때 정신력을 집중시켜주는 역할을 한다는 점에서 아주 중요합니다.

허버트 벤슨 박사가 ≪영원한 치유 : 믿음의 힘과 생물학≫에서 '기도야말로 의학적 치료를 성공시키는 핵심'이라고 한 말을 기억합니다. 명상이 공허한 자기를 바라보는 것이라면, 묵상기도는 텅 빈 자기 속에서 살아계신 하나님을 만나고 그 분의 말씀으로 충만히 채워지는 것입니다. 그는 대부분의 기독교인들이 처음에는 '명상'을 하다가 나중에는 95% 이상이 '기도'를 하고 있었다고 했습니다. 이 말은 그만큼 명상의 효과보다 하나님과의 만남의 기쁨을 선호한다는 뜻이지요.

만약 당신이 하나님을 만나게 된다면 어떻겠습니까? 성인들처럼 하나님의 음성을 직접 듣게 된다면 어떻겠습니까?

분명히 지금의 모습으로 살아가지는 않을 것입니다. 무엇을 먹을까, 무엇을 마실까 하며 세상살이를 염려하지는 않을 것입니다. 죽음에 대한 걱정이나 두려움도 없을 것입니다. 삶의 의미를 발견하고, 이 의미 있는 일에 미쳐 거칠 것 없이 살아가게 될 것입니다.

백문이 불여일견입니다. 백 마디 말보다 한 번 하나님을 체험하는 것이 훨씬 낫습니다.

기도의 힘은 영적으로 하나님께 주파수가 맞춰질 때 비로소 무한한 에너지를 얻게 되는 것입니다. 하나님을 체험하는 순간 몸에서 일산화질소가 터지고, 엄청난 힘이 생기며, 순간 병이 없어집니다. 이것이 과학적 영성의학입니다. 심신의학 프로그램에 직접 참여해 놀라운 체험을 해보십시오.

모든 치유는 기적입니다!

기적은 하나님과의 만남을 통해서 확실하게 이루어집니다!

따라서 모든 치유는 하나님의 치유입니다!

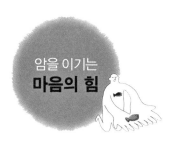

암을 이기는
마음의 힘

1. 암 회복의 지름길 – 희망

삶을 절망적으로 보는 사람이 있는가 하면, 희망적으로 보는 사람도 있다. 암에 대해서도 마찬가지이다. 암에 걸린 사람은 누구나 비관적 통념 아니면 희망적 통념을 가지고 있다. '암은 곧 죽음이다. 암 치료는 고통스럽고 부작용이 많다'고 생각하는 것이 비관적 통념이고, '암은 회복된다. 나는 암을 이길 수 있다'고 생각하는 것이 희망적 통념이다. 이 둘 가운데 과연 어느 것이 암 환자에게 좋을지는 말할 필요도 없을 것이다.

희망은 면역계와 연관되어 있어서 일단 '희망의 뇌'가 작동하면 신경전달물질이 분비되어 통증을 차단하고, 스트레스 생리 반응을 스스로 조절해 암 회복에 상당한 도움을 준다. 희망이 있으면 자신의 죽음까지도 스스로 조절할 수 있다는 연구 결과가 이를 확실히 뒷받침해준다.

2. 암 회복의 지름길 – 목표 세우기

암 환자들이 스스로의 힘으로 건강을 회복할 수 있는 길 가운데 하나가 단기 및 장기 목표를 세워 실천하는 것이다. 필자는 이 계획을 '건강 개발 5개년 계획'으로 부른다.

이 계획은 크게 3단계로 나뉜다. 먼저 1차 건강 개발 계획은 1년을 잡는다. 건강을 위한 생각과 행동 습관을 잡는 기간으로, 특히 처음 100일 동안이 중요하다. 이 기간에는 '다른 방식으로 살아보기'를 실천한다. 다음 2차 계획은 4년을 잡는다. 앞으로 4년을 어떻게 살아야 할 것인지 구체적이고 희망적인 계획을 세워 실천한다. 이를 위해 당신이 가장 먼저 해야 할 일은 4년 동안 입을 멋진 봄옷을 한 벌 마련하는 것이다. 희망은 부정적인 무의식을 자극하기 때문이다. 마지막으로 3차 계획은 스스로 연도를 정해서 세운다. 일단 생의 목표를 정하면, 당신의 몸도 그 목표에 따라 반응할 것이다.

3. 암 회복의 지름길 – 털어놓기

'세상에서 가장 행복한 사람은 어떤 비밀도 털어놓을 수 있는 친구가 있는 사람'이라는 말이 있다. 여기서 털어놓는다는 것은 억제된 감정을 배출해 정화한다는 것을 의미한다. 암 환자의 대부분은 충격을 받으면 좀처럼 마음을 열지 않고 누구와도 의논하려하지 않는데, 이러한 의식이 건강에 나쁜 영향을 미친다.

하지만 털어놓기를 하면 면역체계가 선순환으로 바뀌어 건강을 회복시킨다. 털어놓기의 대표적인 효과는 다음과 같다. 첫째, 마음을 청소해준다. 둘째, 심리적 외상을 풀어준다. 셋째, 새로운 정보를 얻고 기억을 도와준다. 넷째, 문제 해결에 도움을 준다.

4. 암 회복의 지름길 – 용서하기

암 환자의 마음을 풀기 위해서는 무엇보다 용서가 필요하다. 자신에게 상처를 준 사람을 용서하는 것은 언뜻 상대방을 풀어주는 것 같지만, 사실은 자기 자신을 분노의 감옥에서 해방시키는 것이다. 분노의 감정은 자기 자신을 더욱 어둡고 우울한 지옥으로 인내한다. 이 때문에라도 용서는 반느시 필요하나.

용서를 하면 마음속의 앙금이 풀어지고, 몸속의 모든 유전자가 풀려난다. 고통스런 마음이 평안하고 유연한 마음으로 바뀌고, 고립에서 소통으로 나아갈 수 있는 넓은 길이 열린다. 당신의 병약한 몸을 건강한 몸으로 회복시켜주는 열쇠는 바로 '용서'다.

5. 마음챙김 명상법과 난관 돌파의 원리

마음챙김 명상법은 미국의 존 카밧진 박사가 불교의 '명상'을 의료에 적용해 만든 프로그램이다. 통상 8주간의 훈련 과정을 거치는데, 다음과 같은 효과가 있다. 첫째, 자기 이해와 통찰력이 높아진다. 둘째, 과거의 잘못된 습관을 고칠 수 있다. 셋째, 인내력이 강해진다. 넷째, 정서적 동요가 줄어들고 마음이 평안해진다. 다섯째, 매순간을 새롭고 신선하게 느낄 수 있다.

이와 달리 난관 돌파의 원리(브레이크아웃의 원리)는 미국의 허버트 벤슨 박사가 기독교의 '영성'을 의료에 적용한 프로그램으로, 그의 저서 ≪브레이크아웃의 원리≫에서 이름을 따온 것이다. 이 원리를 적용하면 활동력이 왕성해질 뿐 아니라 창의력 증진, 생산성 증대, 운동 수행력 향상, 영성 계발 같은 다양한 효과가 나타난다.

ZOOM으로 참가하는
심신의학 암 회복 프로그램

(수술, 항암치료, 방사선치료 후 제4의 면역요법)

프로그램 소개, 무료 공개 강좌(ZOOM)

- 격주 토요일 오전 10:30 ~ 12:00, ZOOM 화상교육. 예약 접수
- 무료 참가 : 전화 신청 1670-1905

4주간 회복 프로그램, 집중 훈련(ZOOM)

- 4주간 매주 월 · 목 오후 2:00 ~ 4:00, 총 8회 16시간, ZOOM 화상교육
- 더 이상 비싼 돈과 시간을 허비하지 말고, 집에서 편히 참여 가능
- 신청하면 바로 세계적 병원에서 검사하는 Scl95(메디컬 테스트)부터 시작함
- 유료 참가 : 전화 신청 1670-1905

[1주_ 월요일]
내 몸(Body) 만나기 (먹기 명상, 바디스캔)

- **건강 회복 식사법** 몸에 좋다는 산삼 · 녹용이라도 화난 상태에서 먹으면 오히려 독이 된다는 것을 아십니까? 영양학은 어떤 음식을 얼마만큼 먹을 것인가를 다루지만, 심신의학은 이 음식을 어떻게 먹을 것인가를 말합니다.
- **신체 각성법 (바디스캔)** 질병은 하루아침에 '갑자기' 생기는 것이 아니라, 오랜 세월 동안 이어진 잘못된 습관으로 '비로소' 나타나는 것입니다. 이제부터라도 그간 무시해왔던 경고음을, 신체 구석구석에서 올라오는 몸의 소리를 들어봅니다.

[1주_ 목요일]
병이 오는 길목 찾기 (걷기 명상, 긴장 이완법)

- **걷기 명상** 환자에게 걷기는 필수입니다. 하지만 불안, 두려움, 걱정을 하면 몸은 이곳에 있지만 생각은 딴곳에서 헤맵니다. 건강 회복 걷기법으로 스트레스를 차단하면

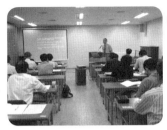 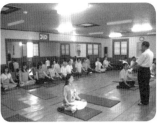

비로소 행복이 무엇인지 알게 될 것입니다.

● **긴장 이완법** 긴장 이완법이란 근육에 힘을 주었다가 힘을 뺄 때 더 깊게 이완하는 방법입니다. 근육 긴장과 근육 이완의 차이를 경험하면 이완의 느낌이 더 확실해집니다. 통증과 불안 감소에 큰 효과가 있습니다.

[2주 _ 월요일]
내 몸의 자연치유력 (호흡과 파동법, 나를 만나기)

● **호흡과 파동법** 마음은 마치 줄이 풀린 미친개와 같이 제멋대로 다닙니다. "열려라 참깨" 하면 비밀의 문이 열리듯 단 10분 만에 건강의 문을 여는 호흡법을 배웁니다. 또한 파동법으로 불안한 마음과 통증까지 해결합니다.

● **나를 만나기** 내 평생 살아오면서 처음으로 내가 나를 만나게 될 것입니다. 이로써 객관적으로 나를 보는 눈이 열려 내 마음을 다스릴 수 있습니다. 마음을 다스리면 병들었던 내 몸이 변화됩니다.

[2주 _ 목요일]
면역력 끌어올리기 (자기암시, 심상법)

● **자기암시** "내 몸은 점점 더 나아지고 있다"라고 의식적으로 반복하면 이것이 무의식에 영향을 미쳐 실제 몸이 점점 낫게 됩니다. 자기 목소리를 몸의 세포 하나하나가 듣고 있습니다. 흥미진진한 심리 세계에 여러분을 초대합니다.

● **건강 회복 심상법** 'R=VD' 공식은 '생생하게(vivid), 꿈꾸면(dream), 이루어진다(realization)'라는 '심상법'을 말합니다. 마음의 눈으로 심상을 반복해서 그리면 실제 몸 안에서 그렇게 되는 것입니다.

[3주 _ 월요일]
불면과 우울 끝내기 (엔자임 활성법, 요가 명상)

● **엔자임 활성법** 엔자임이란 생물의 세포 속에서 만들어지는 단백질성 촉매 효소로

몸의 세포 수리나 복구, 신경계, 호르몬계, 면역계 등 항상성(homeostasis) 회복에 중요한 역할을 합니다. 많은 엔자임을 얻기 위해 생활습관법을 배웁니다.

●**요가 명상** 육체를 단련하고 호흡의 리듬을 조절함으로써 생명 에너지를 일깨워 고요하고 평화로운 마음의 상태로 유도합니다. 이것은 불안이나 마음의 혼란을 감소시키고, 특히 환자의 통증을 경감시키는 데 탁월한 효과가 있습니다.

[3주_ 목요일]
마음(Mind) 청소 (토설과 용서, 미용감사법)

●**털어놓기(토설)** 토설은 백혈구, T림프구 같은 면역 기능에 큰 변화가 있고, 혈압, 심장박동률, 피부 전도, 뇌파에도 큰 효과가 있습니다. 억제는 건강을 나쁘게 하지만, 털어놓기는 건강을 회복시킵니다.

●**용서법** 용서를 빌지도 않는 사람을 왜 용서해야 하냐고요? 미워하는 마음으로 분노하면 분노의 감옥에 원수를 묶는 것이 아니라 바로 내가 갇히기 때문입니다. 나를 위해서 과연 어떻게 용서할 수 있을까요?

●**미용감사법** 과거의 아픈 기억들은 고장난 레코드처럼 반복적으로 나를 지배합니다. 이 상처가 몸의 병을 만들었습니다. 이제 과거의 고리를 끊고 근본적으로 해결하고 싶은데 어떻게 할까요? 아픈 기억을 지우는 근본적인 방법은 바로 '미용감사'입니다.

[4주_ 월요일]
마음 근육 키우기 (3단계 건강 개발, 니시 해독법)

●**3단계 건강 개발** 긍정적으로 생각하고 희망을 가졌는데, 이상하게 건강이 나빠지는 사람이 있었습니다. 알고 보니 그의 희망은 가짜 희망이었습니다. 가짜 희망을 버리고 진짜 희망을 위해 건강 개발 계획 짜기가 있습니다.

●**니시 해독법** 피부를 통한 면역력을 올리는 방법으로 냉욕(14~20℃)과 온욕(42~45℃)을 1분씩 교대로 7번 하는 냉온욕이 있습니다. 모세혈관의 수축, 확대 작용으로 글로뮤가 재생되어 암 치료에 큰 효과가 있습니다. 이 외에 3일 절식과 5가지 운동법도 있습니다.

[4주_ 목요일]
영혼(Spirit) 돌봄 (프리즈프레임, 브레이크아웃, 나의 수련법 만들기)

●**프리즈프레임(freeze frame)** 일명 '평생 병 안 걸리고 건강하게 사는 법'이라 말합

니다. 이 방법 하나만 잘 배워도 평생 효과를 톡톡히 볼 것입니다. 너무나 쉬워 언제 어디서나 꺼내 사용할 수 있습니다. 1~4단계 중 비밀은 1단계에 있습니다.

●**브레이크아웃** 최근 fMRI나 EEG 같은 최신 장비로 뇌의 마음을 찍었습니다. 놀라운 것은 세타파(θ파) 상태에서 일산화질소(NO)가 튀어나오는데, 이것이 건강을 회복시키는 것입니다. 들어가는 직통 길을 체험합니다.

●**나의 수련법 만들기** 지금까지 배우고 익힌 방법들 중 내 몸에 맞춤식이 될 때보다 편하게 됩니다. 2~3가지를 3개월간 매일 실습하십시오. 점점 그 재미에 푹 빠지는 마니아가 될 것입니다.

＊＊상담과 관리 : 4주 훈련 후 습관이 잡히고 세포가 변하는 3개월간 여러분을 돌볼 것입니다.

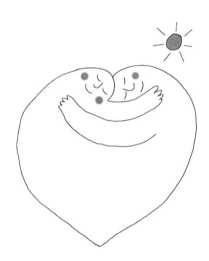

암, 마음을 풀어야 낫습니다

개정판 1쇄 인쇄 │ 2024년 6월 14일
개정판 1쇄 발행 │ 2024년 6월 21일

지은이 │ 김종성
펴낸이 │ 강효림

편 집 │ 곽도경
일러스트 │ 강일구
표지디자인 │ 디자인봄바람
내지디자인 │ 주영란

용 지 │ 한서지엽㈜
인 쇄 │ 한영문화사

펴낸곳 │ 도서출판 전나무숲 檜林
출판등록 │ 1994년 7월 15일 · 제10−1008호
주 소 │ 10544 경기도 고양시 덕양구 으뜸로 130
위프라임트윈타워 810호
전 화 │ 02−322−7128
팩 스 │ 02−325−0944
홈페이지 │ www.firforest.co.kr
이메일 │ forest@firforest.co.kr

ISBN │ 979−11−93226−47−6 (13510)